CÂNCER SEM PAPAS NA LÍNGUA

Mariangela Blois

CÂNCER SEM PAPAS NA LÍNGUA

Histórias reais de quem lida com as agruras de pacientes, familiares e amigos

© 2020 - Mariangela Blois
Direitos em língua portuguesa para o Brasil:
Matrix Editora
www.matrixeditora.com.br

Diretor editorial
Paulo Tadeu

Capa, projeto gráfico e diagramação
Allan Martini Colombo

Revisão
Adriana Wrege
Silvia Parollo

CIP-BRASIL - CATALOGAÇÃO NA PUBLICAÇÃO
SINDICATO NACIONAL DOS EDITORES DE LIVROS, RJ

Blois, Mariangela
Câncer sem papas na língua / Mariangela Blois. - 1. ed. - São Paulo: Matrix, 2020.
96 p.; 23 cm.

ISBN 978-65-5616-014-6

1. Câncer - Pacientes - Psicologia. 2. Câncer - Aspectos psicológicos. I. Título.

20-64155
CDD: 155.916
CDU: 159.938.363.6:616.19-006

Meri Gleice Rodrigues de Souza - Bibliotecária CRB-7/6439

Sumário

Agradecimentos 7
Prefácio 9
Para quem é este livro? 11
Doença *versus* sofrimento 13
A diferença entre *ser* e *ter* um câncer 16
Muito ajuda quem não atrapalha 19
Diagnóstico precoce 23
Ajuda na internet: cuidado 25
Melanoma 27
Médicos e equipe de enfermagem 29
O peso das perguntas sem resposta 32
Rotina no hospital. Isso existe? 35
Minha turma 37
Vida após o câncer 83
Frases para ler e reler 86
Transformação 93

Agradecimentos

Aos meus filhos, André, Guilherme e Lucca.
Ao meu marido, Wanderley.
Aos meus pais, Marisa e Valentim.
Aos meus amigos, médicos, enfermeiras e parentes que, de alguma forma, contribuíram para a realização deste livro.

A todos os pacientes que partilharam suas histórias, suas dores e suas alegrias comigo, que me convidaram a entrar em seu mundo – e eu aceitei o convite, com muita gratidão.

Ao meu médico dr. Alfredo Barros, mastologista – se todos os médicos fossem iguais a você, maravilha viver...

À dra. Maria Helena Pereira Franco, psicóloga, amiga, madrinha e a maior sumidade em luto no Brasil, internacionalmente reconhecida.

À dra. Ana Paula Costa, endocrinologista, médica e amiga, que cuida da minha saúde há 25 anos.

Ao dr. Fábio Fernandes, o Dr. Amigão, cardiologista que entende do coração e da alma.

Agradeço também ao dr. Luis Henrique Barbizan de Moura, dermatologista, que me orientou sobre melanoma e faz cirurgias incríveis nessa área. E ainda ao dr. Flávio Hojaij, cirurgião de cabeça e pescoço, excelente profissional, que sempre esteve acessível.

Aos profissionais que, mesmo com a agenda lotada, conseguiram um tempo para conversar comigo.

Minha eterna gratidão a todos.

Para Joaquim Cesar Ferreira – *in memoriam*.

E a todos os pacientes que tive e aos que, feliz ou infelizmente, ainda terei.

Prefácio

Falar *para* ou falar *com*?

Mariangela Blois fala com a pessoa que recebe o diagnóstico de câncer. Está junto, não acima nem abaixo. Essa postura faz toda a diferença quando se busca a comunicação compassiva. E se ouvir também é necessário e desejado, fazer dessa comunicação um encontro se coloca como o objetivo primeiro e último.

Dizer que o livro oferece uma leitura fácil não é possível, mas há momentos em que o humor faz eco às palavras da autora. Às vezes, as experiências são abordadas com tanta franqueza na escolha das palavras que pode parecer rudeza, mas uma leitura sensível mostra apenas que isso resulta de uma experiência que aproxima quem ouve e quem fala, com intenções em comum. A miríade de emoções que se entrelaçam ou se confundem na vivência de uma doença como o câncer fica ressaltada pela delicadeza da autora em descrevê-las e validá-las. Afinal, não é só medo nem só sentimento de culpa, nem raiva, nem esperança isoladamente. Alguns períodos são mais propícios para algumas emoções, mas isso não significa um enquadramento como se fossem experiências estáticas ou prescritas por uma previsibilidade genérica. A validação desse movimento emocional dinâmico fica clara no trabalho que Mariangela Blois apresenta neste livro e é fator instigante para um conhecimento aprofundado do tema.

Os casos apresentados são ricos na discussão que propiciam sem, no entanto, violarem princípios éticos quanto à identidade das pessoas. As diferentes situações enfrentadas pelas pessoas com câncer, seus familiares e amigos, puderam ser exploradas de maneira didática e próxima ao mesmo tempo.

O lugar do profissional da psicologia no acompanhamento da pessoa com câncer e sua família é esclarecido, o que se faz sempre necessário, porque pode ser mal interpretado ou mesmo confundido com o de outros profissionais, o que é extremamente danoso quando a pessoa se encontra em uma situação crítica, no enfrentamento de uma doença. Saber o que pode esperar do profissional reassegura à pessoa que sua necessidade será atendida por aquele que tem experiência e autoridade para tal. Como a psicologia é nova na história dos hospitais, ainda lhe cabe o ônus de dizer a que veio, e a postura da autora deixa claro seu cuidado quanto a esse aspecto.

Portanto, aceitar o convite que muito me honrou para escrever a apresentação do livro escrito por Mariangela Blois, além de me manter próxima de um tema com o qual trabalho há décadas, ainda me possibilitou a alegria de encontrar uma comunicação compassiva e humanizada entre um profissional da psicologia e a pessoa com câncer, e também uma forma de diálogo sem desníveis entre profissional e paciente.

Boa leitura! Boas reflexões!

Maria Helena Pereira Franco

Para quem é este livro?

É um livro para pacientes com câncer, familiares de pacientes com câncer e amigos de pacientes com câncer.

É um livro para pessoas. Para gente. Para humanos.

É um livro para quem tem uma doença grave ou crônica. Para familiares desses pacientes. Para familiares que sofreram a perda de alguém muito querido.

Para aqueles que venceram um câncer.

E, importante, não é um livro técnico nem escrito por uma psicóloga, ainda que minha formação seja em Psicologia, com especialização em depressão, ansiedade e pânico.

Todos os relatos aqui são consequência muito mais da convivência com os doentes atendidos e seus familiares do que resultado de estudos. E, acredite, a maioria dos doentes não sabe pedir ajuda. E a maior parte dos familiares e amigos mais próximos não sabe como ajudar. Será essa a linha adotada no livro.

Relatos verdadeiros para situações verdadeiras – ainda que acompanhados de tristeza.

Doença *versus* sofrimento

Toda doença grave traz sofrimento físico, emocional, familiar e social. E muita gente não consegue lidar com isso.

Minha escolha pela oncologia não foi mero acaso; uma das principais razões é porque não tenho nenhum preconceito em relação ao câncer. Conheci muitas pessoas que já morreram de câncer. Pessoas que já se curaram do câncer. Pessoas que convivem com o câncer há anos. Não se trata, portanto, para mim, de "aquela doença", cujo nome antigamente era proibido mencionar em voz alta.

Se puxarmos pela memória, sempre haverá "aquela doença". Sempre há uma doença que apavora. Como vimos com o surgimento da aids, por exemplo. Mas as doenças são bem democráticas – atingem homens, mulheres e crianças. Na verdade, a pior doença é aquela que a pessoa tem!

Se estou com câncer, para mim câncer passa a ser a pior doença. Se alguém está com meningite, então essa é a pior doença.

A pessoa que está em uma crise de pancreatite aguda quer que o paciente de câncer se dane. O paciente de câncer quer que o paciente que está se contorcendo com cólica renal se dane. O paciente que está com cólica renal quer que o que sofreu fratura exposta se dane. E quem já teve dengue afirma que é um dos estágios do inferno.

A nossa doença é a pior sempre! Nós é que estamos sofrendo naquele momento e queremos acabar com o sofrimento prontamente. Não adianta alguém chegar com uma tabela de dor mostrando que a nossa não é a pior.

Quem está com dor quer alívio. Parece óbvio, não é? Errado!

Na ânsia de ajudar ou achar que a pessoa vai ficar melhor caso sejam tomadas algumas medidas imediatistas, as pessoas acabam se atrapalhando.

Conversar é ótimo, alivia bastante.

Mas aí vem o que realmente interessa para amenizar algumas dores: é importante que o assunto seja do interesse do paciente, não do seu. Você achou fantástica a última peça de teatro à qual assistiu e acha que isso vai animar seu amigo. Mas ele quer falar da morte... Do *medo* da morte. E aí?

Claro que a morte, a doença, as dores não são assuntos agradáveis, principalmente quando ocorrem com pessoas próximas. Mas são assuntos necessários, e, se a pessoa não puder falar com os mais próximos, ela vai fingir que está tudo bem, quando, na verdade, está cheia de questões.

Muitos pacientes dizem: "Não posso falar sobre isso com a minha filha porque ela fica triste". O foco está totalmente errado! A preocupação não deveria ser com a filha, que deveria estar disponível, de corpo e coração, para escutar seja lá qual for o assunto.

Às vezes, o paciente quer resolver coisas práticas, pois isso vai lhe trazer alívio e tranquilidade para enfrentar seu momento de partida. O paciente começa: "Quando eu morrer..." e já pula alguém no quarto e diz: "Pare com isso! Você não vai morrer. Não fale assim".

Tudo errado.

Primeiro, caso você tenha a ilusão de viver para sempre, sinto informar que todo mundo vai morrer, inclusive você. Segundo, o paciente, morrendo ou não, vai ficar muito mais tranquilo se puder se expressar e deixar claro, naquele momento de dor, que quer que a cristaleira fique para determinada pessoa. Que quer doar seus órgãos. Ser cremado.

É muito comum, também, a pessoa que perdeu um parente com câncer querer, de uma hora para outra, ser voluntária na oncologia. Isso, porém, deve ser visto com cuidado. A pessoa que conviveu muito tempo com a rotina hospitalar pode querer recuperar essa rotina para se restabelecer, ter novamente um sentido para a vida. Ela permaneceu no hospital todos os dias durante meses e agora acabou: não há mais o que fazer, quem olhar. Ela tem a sensação de estar perdida.

Mas, se esse for o seu caso, pense bem. Ser voluntário não vai devolver a rotina com seu parente. Lembre-se: você sofreu uma perda. E o trabalho de voluntário não exigirá sua presença 24 horas por dia, de segunda a segunda, como costumava ser.

O luto tem que ser vivido. E dói.

Não há como fugir disso, viver um faz de conta de maravilhas, tendo a sensação de que, se não tocar no assunto, ninguém nem vai lembrar o que está acontecendo ou o que aconteceu. Não tocar no assunto só vai alimentar o monstro do "assunto proibido", sendo que o melhor nessas horas é falar, falar e falar. E, se você quer ajudar, o melhor a fazer é ouvir, ouvir e ouvir.

A diferença entre *ser* e *ter* um câncer

O paciente, seja lá de que esteja sofrendo, *tem* uma doença; ele *não é* a doença.

Quem não suporta a realidade, acredite, é melhor parar a leitura deste livro agora. Alguns relatos aqui têm final feliz; outros, talvez nem tanto pela visão de quem perde alguém precioso. Em todos aqueles em que não houve um final desejado, porém, houve uma pessoa que se abriu comigo, confiou em mim e merece ter sua história contada tanto quanto aquelas cuja história teve final feliz.

Lembre-se, este livro é para gente que é gente mesmo, com sentimentos verdadeiros. Então, não há como reclamar de finais infelizes. A morte faz parte da vida, e se este é um livro real, ele tem de falar sobre morte.

Muitas pessoas referem-se ao paciente oncológico como se ele fosse um tumor falante. O câncer é um dos detalhes na vida dessa pessoa que tem infinitos detalhes. Parece que a única coisa que ela tem de interessante é o câncer. Isso é reduzir a pessoa a muito, muito pouco.

Se você realmente se interessa por pessoas, por gente, vai conhecer algumas fascinantes por meio de seus relatos. Vai dar risada e chorar também. Acima de tudo, entretanto, vai ter a chance de conhecer de verdade os protagonistas dessas histórias. Porque quem conhece o câncer é o oncologista, mas, quanto ao paciente, quem o conhece é um familiar ou amigo.

É uma oportunidade para se aproximar, fortalecer vínculos, aparar arestas com quem está acamado, distante de casa ou não. O paciente precisa disso, e nunca de alguém que fale: "Não chore, vai passar. Você precisa comer..."

Não faça drama. Há situações de risco piores... Não aumente o caso.

O paciente não precisa de nada que não seja do interesse dele. Em algumas fases da quimioterapia, podem surgir feridas na boca que dificultam até a ingestão de água, quanto mais falar e se alimentar. Dê papel e caneta se ele quiser se comunicar. Caso não queira, respeite. Porque dói a boca!

É difícil vê-lo chorando? Sim, mas deixe que chore; o choro alivia. O paciente não precisa explicar os motivos pelos quais está chorando. Deixe apenas que chore, sem julgamentos.

E aguente a agressividade – se vier – e o mau humor. Afinal, o paciente tem que aguentar tudo o que os médicos, enfermeiros, fisioterapeutas e nutricionistas mandam que faça. É só com você, que está lá, ao lado dele, e com quem tem intimidade, que ele pode demonstrar quanto está irritado.

Não se faça de ofendido e não quebre esse elo de comunicação. Uma briga é um desabafo.

Independentemente da doença com a qual você esteja lidando como acompanhante, estude os termos mais usados só para entender melhor a conversa dos médicos. Logo verá que isso será automático: se você se interessa pela pessoa, vai querer entender o que falam dela e o que ela mesma está falando.

Alguns pacientes adoram falar sobre a doença; conhecem cada detalhe do tratamento recebido. Outros querem falar de tudo, menos da doença. A escolha é do paciente, não sua.

Talvez o paciente que ontem queria muita conversa hoje esteja de péssimo humor. A doença deixa o humor instável – não leve isso para o lado pessoal. Não é contra você que ele está travando uma luta muitas vezes insana.

Pessoas que têm ânsia de vômito ao ver fezes, sangue, que se ofendem facilmente, não servem de apoio nessas horas.

Sim, pacientes com câncer ficam curados, têm alta hospitalar e vão começar uma nova vida em casa, onde os horários da medicação, a alimentação e todo o controle que existia no hospital dependerão da família. Isso muitas vezes é pesado, pois as pessoas continuam suas vidas, mas têm que cuidar das necessidades de alguém querido. Essa hora é delicada para que o paciente não se sinta um estorvo e a família não ache que ele é um estorvo.

Faça revezamento de horários com outras pessoas chegadas. Tente montar um cronograma que não fique pesado para ninguém. Com o tempo, o próprio paciente vai assumindo o controle novamente.

Também tem paciente que morre[1]. Na questão morte, comparada com outras doenças, o câncer às vezes pode parecer um tanto camarada. Imagine um infarto fulminante ou em certos casos de acidente vascular cerebral (AVC), ou de atropelamento, em que a pessoa simplesmente "desaparece". Ela existia plena, e no minuto seguinte já não existe mais. Todo mundo perde o chão. Os familiares demoram para entender que a pessoa se foi de verdade. Procuram se agarrar às suas crenças desesperadamente para que possam pelo menos entender o que aconteceu.

E, por favor, por mais religioso que você seja, não queira converter ninguém. Respeite as crenças dos outros. Dizem que política e religião não se discutem. Com uma pessoa doente, menos ainda! Se o paciente quiser falar de política, religião, sexo, será uma escolha dele. Deixe que fale o que quiser.

Outro ponto importante: não imponha o assunto *esportes* e muito menos tente convencer o paciente a torcer por outro time de futebol.

Algumas famílias têm condições de contratar cuidadores, o que é ótimo do ponto de vista prático, ainda mais quando a pessoa já está em casa: drenos, banho, horário dos remédios, alimentação... Se, porém, alguém puder ficar junto com o cuidador, melhor ainda. A pessoa não precisa fazer a parte prática, mas o "estar presente" de alguém conhecido e que seja querido dá uma sensação de segurança e conforto emocional ao paciente que nenhum cuidador consegue dar.

---

1 Falaremos mais sobre a *morte* em várias partes deste livro.

Muito ajuda quem não atrapalha

Como diz o ditado, *de boas intenções o inferno está cheio*.

O cheio de boas intenções, que a partir de agora vamos chamar apenas de **CBI**, realmente quer ajudar. E ajuda. Muito! Esse é aquele parente ou amigo que você deve ter ao seu lado. Sempre foi uma pessoa próxima e, quando você fica doente, naturalmente ela fica mais próxima ainda, ganhando até mais intimidade, o que não deixa de ser algo bom.

E por quê? Porque você vai *precisar* de alguém com quem tenha intimidade. Não existe livro de boas maneiras para quem está doente. Nunca vi um livro de etiqueta que descreva em detalhes como usar copos e talheres descartáveis em uma bandeja de plástico na cama do hospital, como vomitar com classe e estilo ou a melhor maneira de ter uma diarreia... Então fique com alguém com quem se sinta à vontade para vomitar, ir ao banheiro de porta aberta, soltar gases, ter diarreia, deixar ver sua bunda quando você estiver com aquela camisola de hospital horrorosa e outras necessidades que surgem com o tratamento médico. O CBI enfrenta tudo numa boa e ainda pode rir disso mais tarde. Pode apostar.

É comum, também, principalmente nos momentos em que a pessoa querida está sofrendo, que o CBI lhe repita inúmeras vezes ao vê-la começar a chorar: "Não chore... Isso tudo vai passar..."

Tudo bem, CBI. Realmente não é fácil ver tantas lágrimas de dor, mas a pessoa enferma precisa desabafar. Às vezes é até efeito colateral de algum medicamento que a deixa mais sensível, e, se não chorar com você, CBI, ela vai acabar segurando as emoções para não deixar ninguém ainda mais triste com sua enfermidade.

CBI, isto é importante: se o paciente quiser chorar, deixe-o chorar. Deixe que ponha tudo pra fora. Se você foi o escolhido para ser com quem o paciente vai chorar, é porque você tem sua importância nessa amizade. Se você, amigo ou parente, se emocionar e chorar também, qual é o problema? Nenhum. Estamos falando de humanos. De gente. Tente passar por esses momentos com naturalidade. E se você realmente quer ajudar, mas muitas vezes não sabe como, *pergunte*! E, principalmente, *ouça*.

É muito comum o paciente em quimioterapia sentir náuseas. E uma das coisas que sabemos que piora a náusea é o cheiro de comida, e comida quente. Sorvete, principalmente o de limão, e biscoitos de água e sal aliviam bastante os sintomas.

Aí o CBI faz aquela sopa caseira maravilhosa ou chega a sopa do hospital, e ele quase implora para o paciente tomar enquanto está quente. Certo, esse é um dos papéis do CBI, cuidar da alimentação, mas é preciso enxergar o lado do paciente. Ouvi-lo. Adianta ele comer para agradar você e ficar enjoado?

Paciente não tem que agradar ninguém, não tem que ser "bonzinho".

Tem também o amigo monstro ou parente monstro, que chamaremos de **AM** para simplificar.

Esse nunca foi muito próximo do paciente, não, mas sente um cheiro de tragédia no ar e já se aproxima. O AM quer os piores detalhes: "Onde entrou a agulha? Doeu? Conta tudo, vai!". Ele adora os pormenores – quanto mais complicada a doença, mais visitas ele faz ao hospital. Quando a pessoa começa a melhorar, essa visita some, porque aí o paciente perde a graça.

"Ah, saiu do CTI? Melhorou, é? Que bom..."

Que bom, nada! Porque o AM quer ação, sangue, tragédia, dor. Quer ter o que contar depois no trabalho para os colegas, quanto um parente está sofrendo no hospital.

Já presenciei AM em quarto de vários pacientes – você lerá relatos mais adiante.

Identificado o AM, porém, mantenha-o longe. Peça que alguém da família diga sempre que você está dormindo ou que não pode receber visitas.

Hospital é um lugar cansativo. Mesmo ficando na cama o dia inteiro, o paciente e o acompanhante estão cansados no fim do dia. As horas demoram a passar. E um AM sempre deixa o ambiente mais pesado, com suas intermináveis perguntas sobre o tratamento.

Não se intimide! Você, paciente, está em primeiro lugar. Se aquele amigo do primo da vizinha da sua tia quer muito visitá-lo, que fique querendo. Escolha, sem culpa, as pessoas que você quer por perto.

Você vai estar cercado por pessoas que *escolheram* a oncologia. Seu médico escolheu a oncologia. A equipe de enfermagem escolheu a oncologia. Você, ao contrário, não teve escolha! Então, sinta-se totalmente à vontade com os sintomas incômodos na frente dos médicos, enfermeiros e das pessoas que o estão acompanhando. Paciente não faz sala. "Fazer sala" é uma expressão antiga que se refere a entreter as visitas.

Paciente não recebe visita; tem amigos, parentes, médicos e enfermeiros. Nenhum deles é visita. Então, não fique constrangido de proibir visitas. Hospital não é lugar de visita.

Em um dia normal de atendimento, estava passando no corredor quando abriram a porta de um quarto e perguntaram se eu era assistente social[2].

Depois de tudo explicado, pediram que eu entrasse no quarto um pouquinho. Lá fui eu. O que se seguiu foi surreal.

A família de um senhor de idade avançada, 92 anos, que eu conheci naquele dia, estava brigando no quarto, aos berros. Metade da família

---

2 Psicólogo é confundido com tudo no hospital: assistente social, fisioterapeuta, auxiliar de enfermagem... Alguns familiares até perguntam se precisam sair do quarto quando chego, e eu explico que sou da área do bate-papo. No meu crachá está escrito *psicóloga*. Em hospital, porém, com alguém da família doente, esses detalhes se perdem.

era católica e metade era espírita. A metade católica queria chamar um padre. A metade espírita não queria chamar ninguém.

Quando entrei no quarto, pararam de gritar. Explicaram o impasse e pediram minha opinião: chamavam ou não o padre?

Nem que eu fosse amiga da família me meteria a dar palpite; imagine sendo psicóloga! Falei que não poderia opinar, que era uma decisão muito particular da família e que deveriam entrar em um consenso, para o bem, inclusive e principalmente, do paciente acamado. Não adiantou. Quando saí do quarto, começou a briga de novo e os gritos voltaram ainda mais altos.

Acho que se o paciente estivesse em condições de falar e opinar, ele diria: "Resolvam qualquer coisa, mas calem a boca!".

O estresse hospitalar pode fazer com que as pessoas realmente percam a noção de onde estão. Barracos acontecem dentro do quarto mesmo. Por exemplo, quando é um filho que está doente e os pais são separados, todas as mágoas e raivas da separação voltam e são discutidas ali, sem cerimônia.

Como o hospital é um ambiente de emoções intensas, qualquer bobagem pode virar uma briga familiar enorme. Permita poucas pessoas no quarto de cada vez. Se alguém começar a se exaltar, não pense duas vezes antes de mandar sair e voltar outro dia.

É bom eleger a figura de autoridade que vai comandar a internação. Pode ser o parente mais próximo ou o amigo mais íntimo. Ele ficará responsável por falar com os médicos junto com o paciente, marcar retorno nas consultas, acompanhar o tratamento e, acredite, uma das tarefas mais delicadas é cuidar do ambiente dentro do quarto.

Diagnóstico precoce

Todo mundo já está careca de saber sobre a importância do diagnóstico precoce em casos de câncer. Isso realmente é fundamental para quem teve casos na família ou tem fatores de risco: fazer os exames periodicamente.

Porém, quanto àqueles que não têm histórico nem fatores de risco, o câncer pega de surpresa, sim. Ele aparece em crianças e adultos acima de qualquer suspeita.

E aí o paciente se sente arrasado porque não descobriu antes, não teve o tal do diagnóstico precoce. Diagnóstico precoce é diferente de hipocondria, de premonição. Às vezes é impossível e ponto final.

Isabel, 29 anos, diagnosticada com câncer de pulmão, nunca fumou, ninguém na família fuma e ninguém na família tem ou já teve câncer. Quando Isabel, em um fim de semana, começou com uma tosse chata que não passava com xaropes de farmácia, seja sincero: você acha que ela pensou em gripe forte, virose, tempo seco ou câncer de pulmão?

Impossível pensar em câncer, mesmo com uma tosse que não passava. Até procurar um médico, levou dias e dias... E vem a revolta – até justificável em um primeiro momento – com o diagnóstico justamente de câncer, porque, afinal, ela nunca fumou, e o câncer é justamente no pulmão. E vem também: "Ah, se eu tivesse descoberto antes... Procurado ajuda profissional antes". Mas essa culpa ou essa carga de responsabilidade não se justificam. Não nesse caso. Porque, se a pessoa for pesquisar na internet, *tudo* pode ser sintoma de câncer. E o mais comum mesmo é que uma tosse não passe de uma simples tosse que em poucos dias cessará com muita hidratação, alimentação adequada, repouso e um xarope de farmácia. Não temos bola de cristal.

No outro extremo, tive uma paciente de 55 anos, advogada, com câncer de cólon. Uma pessoa esclarecida. Ela simplesmente resolveu parar o tratamento médico para fazer um tratamento com luz e chás medicinais com um guru qualquer do momento.

Sim, ela morreu. Sim, nesse caso a responsabilidade foi toda dela. Quer fazer tratamento com luz, cores, chás, orações? Faça! Mas faça junto com o tratamento médico, e não como substituto.

Se você não confia no seu médico, vá a outro. Se confia, siga à risca as recomendações. Não fique lendo bulas de remédio. As bulas têm tudo de pavoroso porque os laboratórios precisam se proteger. Se você ler a bula, não toma nem aspirina.

Na bula está escrito, na parte de efeitos colaterais, que o paciente pode virar um ornitorrinco azul. Você não vai virar um ornitorrinco azul, mas, caso vire, não poderá processar o laboratório, porque foi alertado dos riscos na bula.

Então, tirando a parte que é para o paciente, a bula visa a proteger o laboratório. Se seu médico receitou, tome. E entre em contato com ele caso sinta algo diferente.

Consulte sites confiáveis, como o do **Instituto Oncoguia** (oncoguia.org.br), do **Instituto Nacional de Câncer – Inca** (inca.org.br) e o **Cancer.Net** (em inglês), porque vai que você faz uma busca no Google e cai justamente no site do guru que vai curá-lo somente com luz, certo? Que eu saiba, luz do sol é ótimo para acabar com ácaros e mofo.

Ajuda na internet: cuidado

Algumas campanhas na internet para ajudar pacientes com câncer (ou com outras doenças) são realmente sérias e merecem todo o nosso apoio. Algumas pedem oração; outras, ajuda financeira. Pesquise e veja se a fonte é confiável. Geralmente, os casos confiáveis têm um site conhecido apoiando a campanha.

Eu conversava em um site de pacientes com câncer, um bate-papo comum. Fiz uma amiga muito querida de São Paulo, e acabamos nos encontrando pessoalmente, o que foi muito bom – e mantemos contato até hoje. Fiz, ainda, amigos de fora de São Paulo, o que também foi ótimo. Porém, tem gente louca ou com má-fé em qualquer lugar, principalmente no mundo virtual, onde está protegida pelo anonimato.

Conversei por mais de um mês nesse site de pacientes oncológicos com um rapaz que tinha leucemia. Conversas prosaicas do dia a dia. Ele falava que tinha feito um exame, eu perguntava como tinha sido. Às vezes ele falava que estava triste, e eu tentava animá-lo. Esse rapaz se tornou um dos pacientes mais populares do site, todo mundo conversava com ele.

Até que alguém descobriu que era *fake*. Sim, falso. A foto não era do rapaz (foi por isso que descobriram a mentira toda), aliás, ele nem tinha câncer. Nessa altura, nem sei se a idade e o sexo eram verdadeiros, se havia de fato algo real.

Quando descobriram o perfil *fake*, foi uma onda de revolta tão grande que, se o rapaz aparecesse realmente, seria linchado. Primeiro, a revolta dos pacientes que realmente estavam doentes e achavam que estavam compartilhando suas histórias com alguém também doente. Depois, a revolta de quem perdeu tempo até rezando para o rapaz, que estava lá para dar uma força. Ele entrou no site logo após ser descoberto, pediu desculpas e sumiu.

O câncer desperta compaixão, é notável isso. Qualquer doença grave ou longa desperta compaixão. É óbvio que não acho correto o que o rapaz fez, mas talvez ele tivesse problemas emocionais mais sérios do que o câncer e essa foi uma maneira de conseguir ajuda. É difícil julgar casos reais, imagine casos *virtuais*!

Muita gente na internet inventa um câncer para conseguir amigos, dinheiro, atenção, e isso, sim, é digno de pena e de cadeia.

Então, fique atento. Internet, só depois de pesquisar muito!

Melanoma

Espero esclarecer um pouco sobre um tipo de câncer que cada vez mais vem sendo citado nas rodas de conversa: o melanoma.

Esse câncer de pele tem origem nos melanócitos (células produtoras de melanina, substância que determina a cor da pele) e é mais frequente em adultos brancos.

O melanoma pode aparecer em qualquer parte do corpo – na pele ou nas mucosas, em forma de manchas, pintas ou sinais. Nos indivíduos de pele negra, ele é mais comum nas áreas claras, como palma das mãos e planta dos pés.

Embora o câncer de pele seja o mais frequente no Brasil e corresponda a cerca de 30% de todos os tumores malignos registrados no país, o melanoma representa apenas 3% das neoplasias malignas do órgão. É o tipo mais grave, devido à sua alta possibilidade de sofrer metástase (disseminação do câncer para outros órgãos). Algumas pessoas têm muitas pintas e manchas ao longo de todo o corpo, e fica impossível monitorá-las sozinhas.

Atualmente, há um exame que faz o rastreamento das pintas do paciente. Se feito anualmente, é possível ver mudanças em alguma pinta logo no início. O melanoma no rosto, quando grande parte tem que ser retirada como margem de segurança, afeta muito a autoimagem do paciente, que, muitas vezes, não quer sair mais de casa. Há, porém, técnicas de reconstrução da face, disponíveis inclusive no Serviço Único de Saúde (SUS), com resultados muito bons. Claro que, assim como o diagnóstico precoce, a prevenção é sempre o melhor caminho: usar protetor solar todos os dias, fazendo disso um hábito, não tomar sol entre 10 e 15 horas e ficar atento às mudanças em pintas ou manchas e ao aparecimento de uma pinta ou mancha nova.

O melanoma é um câncer muito agressivo e as pessoas não costumam levar a sério os cuidados com a pele, como se fosse só tirar a pinta e pronto.

E lembre-se, se for muito no início, é curável. Agora, caso já tenha metástase, o prognóstico não é dos melhores. Cuide-se.

Médicos e equipe de enfermagem

Os médicos que escolhem a oncologia, assim como outros especialistas em doenças graves ou crônicas, não são loucos nem masoquistas que vão estudar a vida inteira para trabalhar com uma doença a qual não podem tratar, apenas assistir.

O câncer não tem essa autonomia toda que muita gente acha que tem. Nessa batalha, os médicos estão armados até os dentes, e o prazer que sentem quando vencem a batalha é que dá sustentação para enfrentar outras e outras. A equipe de enfermagem também é especializada em oncologia. O fisioterapeuta e o nutricionista também são. Então, o paciente não está num mato sem cachorro, em que cada profissional vai *chutar* um tratamento.

Existem protocolos de tratamento específicos para cada tipo de tumor. E são específicos, e escolhidos, porque funcionam. Tudo, absolutamente tudo, é específico para aquele paciente. E funciona.

Uma vez, vi uma paciente que me disse que havia um adesivo que tirava na hora a dor nas costas. Ela me mostrou o adesivo, no qual estava escrito dia e hora em que foi colocado. E durava vários dias. Quer coisa mais moderna do que um adesivo que tira a dor? Achei o máximo! Por favor, não confunda com os antigos emplastros. É um adesivo usado em hospital e que tira a dor na hora. Supermoderno!

O relacionamento que se estabelece com o médico e toda a equipe do hospital, diante do tempo de internação, cria um vínculo que diminui, e muito, a sensação de estranheza. Os rostos vão ficando conhecidos, as histórias de vida, os vizinhos dos quartos ao lado, os acompanhantes dos vizinhos e, de repente, todo mundo conhece todo mundo.

E como hoje em dia existe muita munição contra o câncer, as pessoas ficam bem informadas, os médicos explicam tudo, e o paciente participa do tratamento.

Uma vez escutei um paciente perguntar ao médico quais seriam os efeitos colaterais de determinado medicamento. O médico respondeu: "Você me diz se sentir alguma coisa. Porque é bem provável que não sinta nada, e se eu falar que vai sentir alguma coisa, talvez acabe sentindo mesmo".

Eu sou supersugestionável. Se tomar um placebo (farinha no lugar de medicamento) e falarem que vou sentir náusea, dor de cabeça, dor no olho esquerdo e na orelha direita, eu vou sentir tudo isso, sim!

O médico, os enfermeiros, todos os profissionais querem que o paciente se sinta melhor e tenha alta. Para todo mundo que quer ser um profissional bem-sucedido nessa área, a melhora do paciente é o sucesso de todos.

Os pacientes que passam muito tempo internados acabam conhecendo os outros pacientes do andar quando vão caminhar, os familiares se conhecem, e vira uma torcida muito grande, como se a vitória de um fosse a vitória de todos.

É normal o paciente ficar bem desanimado quando outro paciente, às vezes com o mesmo tipo de câncer, morre. Tentar esconder é inútil. Eles sempre ficam sabendo. Existe todo um esquema para preservar os pacientes internados da morte de outro paciente. O corpo tem que sair numa maca diferente. Os elevadores são travados para não pararem nos andares enquanto o corpo vai para o necrotério. Mas a *rádio hospitalar* funciona que é uma beleza, e, apesar de todos os cuidados, os pacientes ficam sabendo das mortes que ocorrem.

Nessas horas, é importante falar com o médico, dizer que ficou sabendo da morte de um paciente, perguntar como foi, quais as diferenças entre as doenças... Enfim, esgotar o assunto.

Tive uma paciente que ficou arrasada porque outra paciente com câncer gástrico havia morrido. Mas uma tinha metástase e estava em cuidados paliativos. A outra tinha sido operada, teve retirado todo o tumor e ia começar a quimioterapia. O câncer pode ser no mesmo lugar, mas são casos completamente diferentes.

Os tratamentos também são recebidos de maneira diferente pelos pacientes. Em alguns, a bolsa de colostomia é apenas um detalhe que resolveu um problema. E a vida segue normalmente. Para outros, a vida gira em torno da bolsa de colostomia, e aí vale a pena lembrar que várias doenças do intestino requerem o uso dessa bolsa, não só o câncer. E é um procedimento muito mais tranquilo do que o paciente imagina. Geralmente, na imaginação tudo é mais complicado.

Eu sempre ouvi falar que os pacientes de câncer têm pavor da bolsa de colostomia. Imaginei isso como uma bolsa mesmo, algo grande, feio, desconfortável e que ficava na cara que o paciente estava usando uma. Na primeira vez que vi uma bolsa de colostomia, só me faltou falar: "Gente, mas é só isso?".

Claro que não falei, porque o que importa é o que o paciente acha e não o que *eu* acho. Mas é muito menor, muito mais discreto e muito mais fácil de lidar do que eu imaginava.

Pacientes e familiares, procurem se informar! O monstro criado na imaginação pode não ter nada a ver com a realidade.

O peso das perguntas sem resposta

Voltando um pouco à *culpa* que tanto perturba o paciente com câncer, e mesmo seus familiares, acho que é a cereja do bolo a doença ser vista como *castigo* ou como se o paciente quisesse *atenção* e então simplesmente sorteasse uma doença para ter e – pronto – lá está instalado o câncer.

Pessoas doentes não se sentem bem. Acho que isso é óbvio. E o câncer não tem culpados – tem vítimas. Algumas com a sorte de ter o diagnóstico precoce e se curarem, e outras já começando o tratamento como portadores de doença crônica mesmo.

Já faz muito tempo que o câncer deixou de ser uma sentença de morte para ser uma doença crônica. Assim como a aids, o diabetes e outras centenas de doenças crônicas que, se não forem adequadamente tratadas, matam. Caso, porém, o paciente tenha acompanhamento médico, se não puder ser curado, é possível que venha a desfrutar qualidade de vida.

O câncer não é a doença que mais mata no mundo. Existe paciente cardíaco, existe paciente oncológico.

Uma vez, um paciente de 40 anos, com filhas pequenas, com câncer de fígado em estágio avançado, chorou muito enquanto conversava comigo. Mas chorou muito, muito! E depois disse: "Não conte para a minha esposa que eu chorei. Não quero que ela fique triste". Eu não iria comentar nada, é claro. Mas não seria um alívio muito maior e uma intimidade preciosa chorar com a esposa, mais do que comigo? E a realidade é que a esposa já está triste; não há como ficar alegre diante dessa situação.

Então, o melhor é criar esses momentos de intimidade e desabafo com quem é de fato importante para o paciente. E o familiar também pode chorar. Afinal, ninguém tem que fazer de conta que não sabe o que está acontecendo.

Se o caso é grave, aproveite cada momento junto com quem ama. Seja rindo, seja chorando. E quando o paciente ou a família começar a se perguntar: "Por que comigo? O que eu fiz para receber esse castigo?", respire! É só dar uma voltinha no hospital que você vai ver doenças muito piores. Sei que a sua doença é a pior porque é real, e você a está sentindo, mas não dê todo esse ibope para o câncer. Nesse ponto, sim, existem diferenças para a importância e o tamanho que a doença ocupa em sua vida. Ouvi vários pacientes falarem: "Vamos enfrentar mais esta batalha..."

Na verdade, é isso mesmo. Enfrentamos muitas batalhas durante a vida.

O caso do Ricardo me marcou pela impotência generalizada dele, como paciente, e dos médicos.

Assim como alguém pode ser atropelado, pode cair um avião na cabeça, pode surgir um câncer que não dá ao paciente nem tempo de pensar no que fazer.

O Ricardo tinha 40 anos e descobriu um câncer gástrico ao ter uma tremenda dor de estômago e foi para o pronto-socorro. Foi o único sintoma. No pronto-socorro, já o internaram, porque, na endoscopia, descobriram o câncer. Marcaram a cirurgia e, quando abriram, viram que não dava para operar, pois o tumor tinha ocupado também partes fora do estômago.

Isso equivale a um atropelamento. Só que, em vez de carro, foi o câncer. Podia ser um infarto também. E ninguém tem culpa! (Ricardo faleceu enquanto eu escrevia este livro.)

E acontece com pacientes muito jovens, inclusive com crianças. Claro que, quanto mais jovem, maior é a revolta, tanto do paciente quanto da família. E os questionamentos: "Por que meu filho? Ele é tão bom, tão carinhoso. Sempre ajudou tanta gente..." E vem a percepção de que a revolta não alivia em nada e não resolve nada.

Muitos pacientes falam: "Eu não quero saber o que tenho!". São categóricos quanto a isso. O médico conversa com os familiares, mas o paciente não quer saber. Na verdade, ele sabe. E, por saber, não quer os detalhes. Não querer saber, porém, é uma decisão do paciente, não da família.

Há pessoas que querem poupar o paciente, escondendo o diagnóstico e os resultados dos exames. Se o paciente quer saber, se perguntar, conte a verdade. Nada se sustenta baseado em mentiras.

Uma das coisas que fazem com que os pacientes percam o chão é a impossibilidade de controlar a doença, seja ela qual for. Nesse caso, não estou falando especificamente do câncer. No mundo atual, as pessoas têm a falsa impressão de que controlam tudo em suas vidas. Seus horários são rígidos, reuniões ou trabalhos são inadiáveis, academia, alimentação... Algumas pessoas têm horário para tudo, e simplesmente nada pode fugir do cronograma.

Minha gente, basta uma crise de enxaqueca, uma intoxicação alimentar, e o controle da sua vida vai para o brejo. Sem nenhuma explicação. E não importa se a pessoa é boa ou má. Se merecia ou não. Se é jovem, velha, casada, com filhos...

Não precisa ser câncer nem ataque cardíaco. Uma virose pode acabar com todos os seus planos imediatos: o fim de semana cuidadosamente planejado, a reunião com a presidência da empresa, a participação naquele programa de TV... Tudo vai para a *cucuia*. E por mais que as perguntas queimem seu cérebro, de nada vai adiantar.

Você não tem controle sobre tudo. Acreditar nisso, sim, é uma ilusão.

Rotina no hospital. Isso existe?

O simples fato de andar no corredor de um hospital faz com que você presencie cenas que não ocorreriam em outro lugar. E aí vem a certeza de que, apesar de tantos protocolos, não há como ter rotina em um hospital. Descrevo aqui alguns acontecimentos que comprovam isso.

Um dia um senhor se aproximou do posto de enfermagem de forma extremamente grosseira, elevando a voz e com o dedo apontado para a cara da enfermeira: "Onde está minha mulher?". A enfermeira, com a paciência de anos de experiência, respondeu com voz calma e meiga: "Quem é sua esposa, senhor?". O homem, então, grita o nome da mulher: "Suzana, oras!". A enfermeira responde em voz baixa: "A sra. Suzana está no apartamento 101, final do corredor". O homem continua gritando: "Não está! Já fui lá e não está!". A enfermeira: "O senhor entrou no quarto e não a encontrou?". O grosso: "Claro que não entrei no quarto. O nome dela não está na porta!". A enfermeira: "Meu senhor, aqui não é maternidade. Não temos nome na porta. Sua esposa está no apartamento 101. Pode entrar".

Imaginou a cena?

Como em qualquer lugar do mundo, absurdos acontecem. E é preciso ter jogo de cintura para contorná-los.

Há voluntários judeus em hospitais que formam um grupo com o rabino para atender pacientes judeus. Existe uma série de normas, termos e rituais típicos da religião judaica, e nada mais lógico do que haver pessoas que entendam do assunto.

Um dia, me indicaram um paciente para atender, e lá fui eu. Nunca rejeitei nenhum paciente, nem mesmo os tidos como "difíceis" pelo pessoal da enfermagem. Então, com o tempo, já ouvia: "O paciente do quarto tal está superestressado. Manda a Mari lá". E eu ia!

Entrei no quarto e a senhora que estava internada encontrava-se sozinha. Era uma sexta-feira, e ela me perguntou sobre o pão que levam na sexta para os judeus. Aí, como ela viu que eu não estava entendendo nada, perguntou: "Você não é judia, é?". Eu disse que não, que talvez tivessem feito alguma confusão, mas que, com certeza, ela receberia a visita da equipe judaica.

A paciente, então, vira para mim e diz: "Não! Fica você mesmo! *Tô cheia de papo de religião*". E eu fiquei.

Uma vez, estava passando no corredor quando percebi uma correria e a enfermeira falou que um paciente tinha "parado". "Parar" quer dizer isso mesmo: parada cardiorrespiratória.

O hospital tem, 24 horas por dia, um médico plantonista a postos. O médico foi chamado e a enfermeira começou a massagem cardíaca. A esposa ficou do lado de fora do quarto. E eu, ao lado dela.

Soubemos depois que o médico entubara o paciente e, com a enfermeira, tinha feito massagem cardíaca e respiração artificial por mais de vinte minutos. Em determinado momento, diante de várias tentativas em vão de reanimação, o médico encerrou tudo e deu o paciente como morto. Antes, porém, de a enfermeira avisar o que ocorrera para a esposa, que estava do lado de fora do quarto comigo, o paciente recobrou tanto a consciência quanto os batimentos cardíacos. Do nada.

No hospital tem dessas coisas também. Vai explicar...

Minha turma

Os relatos a seguir são fruto de minha experiência nos atendimentos em hospitais. Servem de reflexão para, principalmente, não nos sentirmos sozinhos nos momentos desesperadores, de tanta falta de esperança. Também nos momentos de dor física e de dor causada pela solidão forçada, dependendo do estágio da doença. Todos os nomes foram trocados para preservar a identidade dos pacientes.

Algo há, porém, de positivo no que ouvimos, vemos e sentimos pelos corredores dos hospitais ou em quartos e salas das casas, caso seja essa a opção do paciente ou que sua condição permita. Ainda que a morte faça sua ronda diária, sempre podemos aprender uma lição que nos fortalecerá, para no dia seguinte estarmos de volta exatamente no mesmo lugar.

Luiz, 18 anos, leucemia

Claro que é muito mais difícil você se deparar com um paciente de 18 anos. Temos filhos, sobrinhos, netos, amigos dessa idade. O Luiz, porém, foi um paciente que, logo que entrei em seu quarto, disse: "Que bom que você não vai falar da dor no seu joelho, certo?". Porque sempre tem alguém que quer competir na doença, na dor e no tratamento. Já reparou?

"Oi. Aguardando o resultado do seu exame? Foi simples? Ah, nossa! O meu foi *suuuupercomplicado*..." – e começa um detalhamento sem fim dos procedimentos realizados no exame. Desconfiômetro é sempre necessário. Ainda mais em um hospital.

Já vi um parente falar para um paciente ao fazer uma punção e reclamar: "Ah, não é para tanto, vai... Eu já fiz e..."

Gente, não é hora de medir dor nem ver quem tem a doença mais legal, combinado?

Mas vamos voltar ao Luiz. Depois dessa primeira frase de apresentação, caímos na risada. Nós nos demos bem logo de cara, talvez exatamente por eu entender a linguagem e o comportamento de um jovem de 18 anos, por conviver com pessoas dessa idade. Quem pensa que câncer não combina com gargalhadas, não nos viu juntos. Era muita risada o tempo todo, falávamos de assuntos os mais variados, afinal, não é porque um jovem tem câncer que ele deixa de pensar em faculdade, namoro, jogo de futebol etc. Seus gostos permanecem e não têm nada a ver com o câncer.

Desde o primeiro dia, Luiz sempre teve certeza de que ficaria curado. Sempre que eu chegava era recebida com um sorriso e ele já vinha zoando com a minha cara:

"Nossa, Mari, hoje você nem *tá* parecendo que é quase uma cinquentona".

Ele mexia comigo todos os dias em que ia vê-lo. Estava sempre acompanhado da mãe. E, quando digo mãe, é mãe mesmo: a Ana é a definição de mãe. Eu não sei como ela conseguia ficar 24 horas no hospital, mas ela não saía de lá. Várias vezes vi a Ana estressada com alguém da equipe de enfermagem. Com o filho, porém, ela estava sempre a postos e cheia de amor.

Essa mãe ficava o tempo todo no hospital, e isso teve um preço. Um preço alto. Ela foi definhando. Ninguém é super-herói. Por mais que uma mãe queira ficar 24 horas com o filho, ela precisa descansar, exatamente para poder ter energia para ficar ali firme.

Conforme nós fomos nos conhecendo, Ana aproveitava minha chegada para ir almoçar – e era ótimo ela fazer uma refeição com calma, pois precisava disso e era merecedora desse afastamento. E aí o Luiz conversava muito, sobre tudo. Queria fazer faculdade de medicina. Depois do tratamento pelo qual passa, ou a pessoa nunca mais quer ver um médico ou se torna um deles.

Certo dia, cheguei ao quarto dele e notei que estava esperando uma menina para assistir a um filme. Recebi instruções precisas: "Mari, quando ela chegar, você vaza daqui!". Entendido! Era um filme romântico e havia grandes chances de rolar um beijo.

Amigos e parentes, quando for para vazar, vazem! Paciente, não se intimide em pedir! Se quiser, mande vazar!

Acompanhei o tratamento da leucemia, até que foi decidido que seria feito um transplante de medula. O pesadelo de alguém que necessita de um transplante de medula é encontrar um doador compatível. Quando não é encontrado na família, busca-se no Registro Nacional de Doadores Voluntários de Medula Óssea (REDOME – redome.inca.gov.br). Daí a importância de ser doador de medula. É simples para quem doa e é vida para quem recebe.

No caso do Luiz, uma das irmãs foi 100% compatível, o que dá ao transplante mais chance de sucesso. Para que seja feito, é preciso "zerar" a medula de quem vai receber. O paciente fica totalmente sem defesa até a medula nova "pegar" e começar a produzir células saudáveis. Esse período de "imunidade zero" é necessário, mas é o período mais temido pelos médicos.

Todos, família, amigos, equipes médica e de enfermagem, entram na torcida para curar essa leucemia. E o transplante do Luiz realmente tinha tudo para dar certo.

Depois do transplante, estive com o Luiz e ele disse: "Mari, tenho certeza de que a medula pegou!". Nunca vi o Luiz desanimado ou duvidando de que tudo daria certo.

Quando a medula dele pegou, foi realmente uma festa naquele andar do hospital. Comemorações por todos os lados, e o Luiz reafirmando: "Eu sabia que ia pegar!". Foi um dos dias de maior emoção naquele hospital.

Tratando-se de medicina, porém, não existe certeza de nada. Quando voltei na semana seguinte para visitá-lo, o Luiz estava na UTI. Em uma semana comemoramos a cura e, na seguinte, tivemos a notícia de uma infecção.

Quando a Ana saiu da UTI e me viu na sala de espera, choramos. Um choro sentido, magoado, revoltado. É horrível ninguém conseguir explicar o porquê de alguma coisa. Imagine uma mãe que estava abrindo uma garrafa de champanhe e uma semana depois estar ali sem uma explicação palpável do porquê da infecção, do porquê da UTI, do porquê de o filho estar morrendo. Tinham lhe dado tanta esperança e agora voltava ao início da escuridão... Para ela, porém, ali estava a confirmação de seus temores. Desde que o Luiz precisou ser levado às pressas para a UTI, ela sabia que ele estava morrendo.

Ela conhecia tão bem aquele filho, que conseguia saber o que estava acontecendo antes mesmo dos médicos. Quatro dias depois de dar entrada na UTI, o Luiz morreu.

Nunca vou esquecer a pergunta da Ana logo após a confirmação da morte. Ela me abraçou e perguntou: "Eu fiz tudo que podia?".

Sim, ela fez tudo que podia, o possível e o impossível. Tinha tudo para dar certo. Não deu.

Foi triste, pesado. Mas essa é a vida real. Tem momentos tristes, pesados, e foi bom saber que havia alguém ali acompanhando sua trajetória, para lhe dar um abraço, chorar junto e confirmar que ela foi uma mãe incrível do começo ao fim.

O Luiz sempre pensou positivo, a família sempre teve fé, mas às vezes as coisas acontecem e não entendemos onde foi que o elo se quebrou – não temos explicação.

E frases feitas do tipo "Agora ele descansou" simplesmente não funcionam. Quando você não souber o que falar, não fale nada! Dê um abraço e pronto. Não venha com essas frases prontas. Um menino de 18 anos não tem que morrer, não tem que descansar. Não queira explicar o inexplicável.

A morte do Luiz, alguém jovem, que vai contra a lei da natureza, despedaçou aquela família.

A fé, qualquer que seja a religião, ajuda muito a lidar com a perda, pois existe o viver o luto a ser seguido. Parece que só a fé deixa um pouco mais leve, e, por mais que a pessoa esteja destruída, o tempo vai juntando os cacos. E, pode acreditar, os que ficaram vão sorrir de novo.

Doação de medula óssea

A doação de medula óssea é um assunto muito importante, que ajuda de fato. A situação do paciente com leucemia fica muito complicada quando a única opção é o REDOME.
Deixar uma amostra do seu sangue não custa nada. Ser chamado porque existe alguém que pode ser salvo com a sua medula é um privilégio.
O doador passa por um simples procedimento. E o receptor tem a esperança de cura.
Faça seu cadastro. E lembre-se: quando mudar de endereço ou telefone, atualize o cadastro. Doe vida em vida.

Sônia, 51 anos, câncer de fígado

Conheci a Sônia numa fase difícil para ela. Tinha o diagnóstico de câncer de fígado, mas os médicos não tinham decidido qual seria o melhor tratamento para ela.

A incerteza, não saber qual vai ser o próximo passo, é uma das piores coisas que atormentam o paciente.

Marcaram uma ressonância e ela não conseguiu fazer, pois não cabia na máquina, tamanho era o volume de seu abdômen. Depois de certo tempo, decidiram pelo transplante de fígado.

Para surpresa de todos, o transplante pôde ser realizado em poucas semanas. Sônia logo se recuperou e teve alta. Nessa ocasião, um dos médicos que a atendiam disse o seguinte: "Agora não é mais entre mim e a paciente. É entre Deus e a paciente, porque não conseguimos explicar como ela pôde se recuperar tão rápido. Eu mesmo não tenho explicação".

Assim como a morte do Luiz foi difícil de entender, o transplante rápido e a recuperação excelente da Sônia também foram.

A medicina chega até o limite. Quando vai além, até os médicos ficam surpresos com o desenrolar dos fatos.

Depois do caso da Sônia, nunca mais achei que um paciente estivesse grave o bastante a ponto de não se recuperar.

Fé

As pessoas que têm fé, não importa a religião, mas que acreditam em algo superior, suportam de forma diferente os diversos tipos de doenças e de câncer. A fé não vai curar, mas com certeza vai diminuir o sofrimento.
Luiz, como já relatei, que tinha uma fé inabalável, morreu, mas não sofreu.
O paciente com câncer entra num quarto escuro, vai dando topada com o pé, batendo a cabeça nas quinas, tropeçando nos degraus. Vejo a fé como uma lanterna que ilumina os caminhos e facilita a sua passagem por esse quarto escuro.
Quando visito o paciente, sempre peço a Deus que o ajude de alguma forma. E, ao sair do quarto, agradeço. Eu nunca sei como está o paciente, sempre é bom entrar com bo as energias.
Uma vez li uma frase assim: "Não desperdice o câncer". Uma doença como o câncer muda uma pessoa. Não desperdice todas as possibilidades de mudança que a doença certamente lhe trará. *Resiliência* é a palavra para enfrentar essas mudanças.

Taara, 62 anos, glioblastoma

Foi a primeira vez que tive contato com o glioblastoma. Eu não sabia que tipo de câncer era, só sabia que era na cabeça. Esse caso, assim como os que eu escolhi para apresentar neste livro, foi um dos que mais me marcaram.

Imagine uma graça de pessoa. A Taara era assim. Começamos a conversar e eu soube como a doença foi descoberta. Ela teve dor em uma das pernas e achou que estava com fraqueza. Nunca teve dor de cabeça.

Foi ao ortopedista e, com base nos exames clínicos, ele a encaminhou para o neurologista.

Taara agradecia o tempo todo por ter recebido o diagnóstico tão rápido. Conversávamos muito, e ela me passava várias receitas de *esfiha* que fazia para os filhos, os amigos dos filhos, os vizinhos... Sempre animada, falante, muito meiga, ela pedia para conversar comigo de mãos dadas. Uma pessoa de muita fé. Essa fé transparecia no sorriso, no sentimento de gratidão por ter descoberto a doença, enfim, era uma mulher em paz.

Depois de um tempo internada, Taara me disse: "Mariangela, eu te amo". Simples assim.

Achei a coisa mais linda deste mundo. Ela se afeiçoou a mim, e isso fazia com que nossos encontros fossem cheios de memórias, conversas longas e profundas. Nunca a vi indisposta, com dor, dormindo. Nada disso. Uma das vezes em que fui atendê-la, ela me contou que teria alta dali a quatro dias e perguntou se eu poderia vê-la no dia da alta.

A relação do paciente fica mais próxima de quem estiver com ele em momentos tão delicados quanto esses.

Ela saiu ótima do hospital: andando, falando, e nos despedimos felizes e esperançosas quanto à cura. Logo pensei: ela está ótima!

Essa foi a primeira paciente que disse que me amava, e o amor é tão bonito que envolve situações nas quais duas pessoas estão juntas sem nenhum outro interesse que não o de querer estar juntas.

Menos de um mês depois, porém, cheguei ao hospital e a chefe da enfermagem, que sabia do meu carinho por Taara, logo me avisou que ela tinha voltado a ser internada. Antes mesmo de me dizer qual era o quarto, ela disse: "Prepare-se para esse reencontro, porque ela não está nada bem".

Por mais que ela tivesse me avisado, foi um baque enorme. Inesquecível.

Ao entrar no quarto, encontrei outra pessoa. Não era a mesma de quem me despedira com palavras de carinho e esperança. Taara não tinha a mesma feição, não falava, estava usando fralda, não se mexia, e uma sonda alimentar prendia-se a ela com seu gotejar ininterrupto.

O rosto suave ganhara sulcos e uma coloração diferente – depois, com os anos, conheci outros pacientes com glioblastoma e percebi semelhanças em suas feições.

Ela me reconheceu na hora, e segurei sua mão. O fato de Taara me reconhecer foi outro baque ainda mais difícil para mim. Eu quis me afastar, com receio de que ela também pudesse perceber quanto eu estava triste. Pedi licença, ainda sem saber se isso faria ou não sentido para ela, pois desconhecia o grau de discernimento naquele estado. Falei que estavam me chamando, mas que voltaria. Precisava sair do quarto para me recuperar. E saí meio desconcertada. Havia uma pilastra no corredor do hospital que me serviu de apoio. Fiquei lá alguns minutos tentando assimilar o que tinha visto. Nisso, passou uma enfermeira, me viu cabisbaixa e me deu um abraço, dizendo: "Mari, oncologia não é fácil".

Acredito que qualquer doença que despersonalize a pessoa é muito cruel. Alzheimer, AVC com sequelas graves, a gente fica se perguntando onde está de fato a pessoa que conhecíamos tão bem há tão pouco tempo, se ela está nos entendendo, nos ouvindo, nos reconhecendo... Acho que minha angústia é compartilhada por muitos familiares de pacientes que não conseguem se comunicar. Será que ele entende? Será que sente dor? Fome?

Prefiro acreditar que, quando o cérebro desliga, ele poupa a pessoa de todo o sofrimento de ficar pensando e analisando a situação.

Acredito também que, quando a pessoa não tem mais controle sobre suas funções fisiológicas, não anda, não se alimenta, ela não está mais analisando sua situação – o que acho uma bênção. Há doenças incapacitantes em que a pessoa mantém a lucidez o tempo todo. Isso é cruel.

Mais uns minutos de reflexão se passaram e me recuperei. Voltei ao quarto e a cuidadora que acompanhava a Taara confirmou que ela havia me reconhecido. Aí, coloquei um sorriso no rosto, puxei uma cadeira, sentei-me ao lado dela e ficamos ali, de mãos dadas. Só queria que ela sentisse que eu estava ali. Mais nada. Sem uma só palavra trocada entre nós duas. Caladas. Não havia nada que pudesse ser dito.

Essa mudança rápida no estado do paciente, inclusive nas feições, é importante que seja comunicada a um parente ou a um amigo que não vê a pessoa faz tempo. Só falar "ela piorou muito" não resolve.

Seja claro, explique como a pessoa está. Que sua aparência mudou. Ser tomado pelo susto de ver alguém tão abatido pela doença é totalmente desnecessário, frustrante. Mina nossas esperanças e, muitas vezes, passamos isso para o paciente, que também pode ficar assustado ou constrangido com reações de espanto.

Taara foi uma paciente muito querida pela equipe toda do hospital e morreu rapidamente, como merecia. Os filhos, apesar da dor, levaram bombons para a equipe de enfermagem para agradecer o cuidado que tiveram com a mãe deles. Mesmo depois da morte da paciente, existia gratidão.

Sinceramente, eu não achava o câncer a pior doença. Depois de toda a vivência na oncologia, continuo não achando que seja a pior doença.

Mas esse glioblastoma mexeu comigo. Foi uma luta injusta travada pela Taara. Ao saber depois, porém, da existência da *fibrose cística*, quão terrível e debilitante ela é, pensei: "Sempre haverá uma doença ainda pior que a outra. E é sempre aquela que vivenciamos..."

Rose, 78 anos, linfoma

Cada vez que eu entrava no quarto da Rose, ela estava com uma túnica ainda mais colorida e linda que a anterior. Eu adorava suas túnicas! A gente brincava que podia abrir um ponto de venda ali no andar, que seria um sucesso!

Rose não era de São Paulo, ela era de Salvador, Bahia. Sua filha é que morava em São Paulo. Sempre que eu ia atender a Rose, ela me dava receitas maravilhosas de comida baiana.

Nossos papos eram sempre sobre roupa, maquiagem, comida, homens; e o que não faltava no quarto eram risadas. Vira e mexe, Reynaldo Gianecchini surgia em nossas conversas. Era a paixão dela e nosso *medidor de esforços*. Era nosso parâmetro para saber se algo valeria a pena ou não. Às vezes, a Rose falava: "Eu não faria tal coisa, não. Imagine..." E eu perguntava: "Nem pelo Gianecchini?". Aí a coisa mudava de figura, e caíamos na risada.

Algumas enfermeiras acham que o andar da oncologia não combina com alegria e risadas, que deve ter um silêncio tenebroso, como se fosse um andar em luto. A Rose e eu estávamos nos lixando para as enfermeiras que não sorriem. É sempre bom ter gente bem-humorada perto do paciente.

Ela teve alta depois de quinze dias internada. Linda, maquiada e com suas roupas coloridas. Como deve ser!

Inês, 59 anos, câncer gástrico

Cada vez que eu chegava para ver a Inês, era uma farra. A acompanhante montava uma mesa e fazia suas unhas, e a gente ficava no papo enquanto ela se cuidava. Parecia até que eram duas amigas em uma tarde no salão de beleza.

Com a Inês, pude ainda viver uma emoção única. Nem todo mundo está presente nas horas mais importantes, como no momento do diagnóstico ou no momento da alta, a não ser que coincida com a visita. E eu estava com a Inês quando o médico chegou com os resultados dos exames. Normalmente, quando um médico entra no quarto, eu peço licença e saio – claro que a prioridade é sempre dele. Afinal, quando o médico ou alguém da enfermagem entra no quarto, é importante que fique apenas uma pessoa junto com o paciente. Em primeiro lugar, pela privacidade, e também para evitar que haja alguma recomendação que não tenha sido compreendida totalmente pelo paciente, e aí há sempre a chance de tirar as dúvidas, até tudo ficar bem explicado. Em minha opinião, não deve sair todo mundo do quarto, mas também não deve ficar todo mundo.

Quando pedi licença para sair, o médico disse: "Fica, que você vai gostar!".

Os resultados eram surpreendentes: nem mais sinal de câncer. Assim como os médicos dão notícias ruins, quando dão uma notícia boa sentem que tudo vale a pena, todo o tratamento compensa.

Foi uma gritaria de comemoração no quarto. Todo mundo se abraçando. Bom demais!

Privacidade? Esqueça

Tanto o homem quanto a mulher, quando ficam internados num hospital, seja lá qual for o motivo, sentem sua privacidade

invadida. A partir do momento em que se coloca a camisola hospitalar, começa o entra e sai da equipe de enfermagem e a privacidade escoa pelo ralo.
Em quartos com mais de um paciente, como é o caso do SUS, dá para imaginar, não é?
Ou a pessoa relaxa e aceita que vai ser assim, ou essa falta de privacidade será um motivo a mais de estresse, além da doença.
Uma enfermeira pode estar cansada de ver homem de camisola hospitalar e pelado, mas, para aquele homem, tudo é novidade. E essa falta de cerimônia com que seu corpo é manuseado, com suas partes íntimas muitas vezes descobertas, é um momento de constrangimento. A enfermeira já está indo para o próximo quarto, e o paciente ainda não conseguiu assimilar que ela o viu pelado.
Numa internação longa, isso acontece com mais frequência ainda. Porém, numa cirurgia de uretra, isso também acontece. Nem sempre existem enfermeiros (homens) disponíveis em todos os horários. Para o homem, que valoriza muito sua autonomia, isso é um tormento. Mas ou relaxa ou vai viver esse tormento todas as vezes que a equipe precisar fazer algum procedimento.
Um paciente me contou que a pior parte – veja bem, a pior parte – de todo o seu tratamento do câncer foi quando evacuou e teve que ser limpo por uma enfermeira. Esse paciente já está curado há mais de dez anos, mas o que mais o marcou foi isso. No caso da equipe de enfermagem, não existe muita escolha. Nem marcas.
Existem cirurgias que mexem mais ainda com a privacidade e a autoestima. No caso do câncer, a retirada das mamas não é fácil para a mulher. Existe toda a simbologia de feminilidade nas mamas, e sair do centro cirúrgico sem elas é uma mudança muito drástica. Se pensar racionalmente, é uma parte do corpo como outra qualquer. Com o apoio do companheiro, ao ver a mulher além das mamas, também fica mais fácil enfrentar a questão da feminilidade.
Mas não adianta falar uma coisa e mostrar outra, com atitudes contrárias. A fala e a postura corporal têm de ser condizentes

com suas atitudes. Não adianta falar: "Para mim não mudou nada, meu amor", e não conseguir olhar para a mulher ou fazer-lhe um carinho. O discurso vazio não serve para nada.

Quanto aos homens, embora não seja visível, a cirurgia de próstata às vezes é um tabu. Ele pode se sentir menos homem, com medo de perder a função sexual. Caso, porém, tenha um relacionamento com raízes fortes, vai superar isso. Pode existir um constrangimento inicial de ambos os lados, paciente e acompanhante, mas nada que não possa ser superado com carinho, conversas, risadas e tempo.

Então, leve da forma mais leve que puder.

A pessoa deixa de dar importância para o que os outros vão pensar. Os padrões estéticos mudam. Não é raro ouvir de ex-pacientes que eles se tornaram mais felizes depois do câncer.

Não é uma mágica, é uma mudança em relação ao que se escolhe para sofrer. Já não é qualquer coisa que faz sofrer, já não é qualquer coisa que abala, que entristece. O exame que indica que não há vestígios de câncer é uma carta de alforria para todos os problemas, que passam a ser bem menores.

Tudo na vida depende do ponto de vista, dos seus parâmetros, de suas experiências anteriores, que fazem com que você veja e enfrente a vida que se apresenta. Você vai dar o peso que os problemas terão. Não adianta ninguém falar que vai passar, que fulano de tal teve a mesma coisa e se curou, que você está fazendo tempestade por pouca coisa, que existem casos muito mais sérios etc. Esse tipo de comentário só serve para uma coisa: deixar o paciente pior, com raiva ou desanimado.

Não pense que essas frases são de incentivo, porque, com uma pergunta só, o paciente derruba todas as suas frases bonitinhas: "Você tem câncer?".

Respeite a maneira de cada um enfrentar sua batalha. Cada um tem suas armas. E relaxe quanto à perda de privacidade. Ela é momentânea.

Thales, 19 anos, câncer de cólon

Esse caso foi muito marcante, pois o Thales resolveu que não queria tratamento. Deus iria curá-lo e ele não precisava dos remédios dos médicos. Ele falava que tinha tanta fé que não precisava mesmo de tratamento.

Isso não é fé. É a mesma coisa que ficar deitado o dia inteiro esperando ter comida na despensa, dinheiro no banco, sem se mexer. Isso é uma desculpa para não fazer nada.

Essa decisão era uma angústia muito grande para a família. Afinal, não podiam obrigá-lo a nada, uma vez que ele já era maior de idade.

Na primeira vez que entrei em seu quarto, a mãe pediu *pelo amor de Deus* que eu o convencesse a aceitar o tratamento.

Há um ditado que ilustra muito bem o que penso: *Ajuda-te que eu te ajudarei*. Com isso na cabeça, falei para o Thales fazer a parte dele, que Deus faria a outra parte.

Aí, lembrei-me da clássica história da enchente e fui relatando com bastante calma para o Thales:

"Um homem, ao ser surpreendido pela enchente, sobe ao telhado para se salvar. Passa um barco, e o chamam para entrar e ir com eles para a terra seca. Relutante, o homem diz: 'Não vou, não. Deus vai me salvar'. Depois, passa outro barco de resgate e ele novamente se recusa a ir, porque tem certeza de que Deus irá salvá-lo. Sem outra chance, o homem morre afogado. Quando chega ao céu, sem entender muito bem, se queixa para Deus: 'Puxa, eu tinha tanta fé no Senhor e nada fez para me salvar'. Deus, então, responde: 'Fui eu que mandei os dois barcos para resgatá-lo'".

No entanto, minha história não o fez mudar de ideia. Claro, se nem os pais conseguiram convencer o filho a se tratar, não seria mesmo eu que o convenceria. E Thales foi piorando, conforme já era esperado. Não havia o que fazer diante de sua recusa em receber o tratamento.

Meses se passaram e ele continuava entrando e saindo do hospital, tomando apenas a medicação básica para dor e recebendo cuidados paliativos. Até que não saiu mais do hospital. Sua morte foi lenta. E todo mundo só se perguntava: *se ele tivesse aceitado o tratamento, as coisas poderiam ter sido diferentes?*

Nunca saberemos. Na hora do seu adeus, eu estava lá com ele e com sua família. Todos em oração. Sem dramas. Em paz. Exatamente conforme o desejo de Thales...

Encarando a morte... Ou não

Os profissionais da área de saúde sabem identificar os indícios de que uma pessoa está morrendo. Eu não sabia. E, muitas vezes, pode acontecer de o quadro reverter e a morte não vir, e até mesmo haver melhora gradual do quadro.
Os médicos que conheci não arriscam prazos nem datas para anunciar a morte de um paciente. Já foram surpreendidos tantas vezes que não podem afirmar com certeza se o fim virá hoje ou amanhã ou daqui a três dias. Podem, porém, afirmar que não há mais o que fazer no que diz respeito à medicina, a não ser amenizar a dor.
A morte, muitas vezes, é vista como uma coisa *novelesca* – eu, pelo menos, tinha essa ideia. Porque, para mostrar que um personagem na novela ou em um filme está morrendo, ele geme, faz barulho, se contorce.
Na vida real, porém, a morte a que eu assisti foi muito tranquila. A pessoa respira lentamente, até a hora em que a próxima respiração não vem. Não há gemidos, espasmos, gritos... Nada disso. Se ninguém estiver muito atento à próxima respiração, a pessoa parece estar dormindo, e a morte passa despercebida por alguns minutos. Acontece, mesmo, de a pessoa morrer de madrugada e só notarem pela manhã. Porque a morte não faz escândalo.
Nos momentos finais de Thales, em que achei que era melhor sair do quarto e deixar só a família no ambiente, o pai pediu que eu ficasse e orasse com eles. A morte foi, ali, um estado de paz.

Testamento vital

A morte e as enfermidades irremediáveis são assuntos dos quais muitas vezes se opta por adiar, deixando a desagradável decisão final para os parentes e amigos. Doar ou não os órgãos? Sepultar? Cremar? Manter determinado tratamento ou não? Enfim, qual seria a vontade da pessoa falecida ou daquela que está em estado terminal?

As questões mais controversas sobre o tema dizem respeito não ao corpo *post mortem*[3], mas aos pacientes acometidos por doenças gravíssimas e/ou em estado terminal que perderam a capacidade de manifestar sua vontade.

Nesse contexto, a Resolução nº 1.995/12 do Conselho Federal de Medicina define a chamada "diretivas antecipadas de vontade" como o "conjunto de desejos, prévia e expressamente manifestados pelo paciente, sobre cuidados e tratamentos que quer, ou não, receber no momento em que estiver incapacitado de expressar, livre e autonomamente, sua vontade".

Com isso, passou a ser adotado no Brasil o chamado *testamento vital* ou *escritura pública de diretrizes antecipadas*, conferindo à pessoa o direito de formalizar sua vontade de como pretende ser tratada no caso de ficar incapacitada de se expressar livremente em decorrência de moléstia grave.

O testamento vital é um documento jurídico válido e eficaz, uma declaração de vontade; vontade última que deve ser atendida, respeitando-se sempre a legislação brasileira e a ética médica. Assim, a pessoa que declara sua vontade de forma prévia livra-se de ser submetida a tratamentos pelos quais não deseja passar e libera a família de tomar decisões difíceis num momento de já inevitável tristeza. Em suma, ela, no derradeiro momento, apodera-se de seu próprio destino.

Sueli, 72 anos, câncer de mama

Que pessoa querida! Se alguém estivesse com autoestima em baixa ou com depressão, era só visitar a Sueli. Ela estava sempre pronta a presentear a pessoa com elogios: "Como você está linda! Seu cabelo está maravilhoso. Que pele você tem! Você é tão especial... Obrigada por vir me ver". E não era só comigo, não. Todo mundo que entrava em seu quarto recebia uma palavra de atenção.

---

3 *Post mortem:* posterior à morte.

Por isso, seu quarto era muito visitado... Se a pessoa estivesse se sentindo um caco, era só visitar a Sueli que melhorava na hora.

Absolutamente lúcida, recitou um poema inteiro para mim, de memória. Fiquei superemocionada com o poema. Eu o achei tão lindo, e tão maravilhosa foi sua fala, olhando nos meus olhos, que o deixo aqui registrado:

> *Por que será que eu gosto de você?*
> *Não é por eu achar o seu perfil bonito*
> *Nem sequer por saber que você lê os versos que eu escrevo. Deve ser outra a causa desse enlevo, desse afeto inaudito que eu tenho por você.*
> *Não é por você ser inteligente*
> *Nem pode ser (por mais que ela me tente!) sua voz, que tem o mel das rosas*
> *E a maciez do veludo.*
> *Não é pelas palavras carinhosas que só você me diz... Não sei que nome dar*
> *À causa dessa estranha simpatia!*
> *Talvez não seja nada ou seja tudo...*
> *Porém, pensando bem, que mal tem isso?*
> *Seja fascinação, seja encanto ou feitiço*
> *Do seu sorriso bom, do seu jeitinho*
> *De olhar e de sorrir quando me vê*
> *Que eu, dentro da alma, sinto uma onda de carinho.*
> *Seja força que atrai, espírito que vence*
> *Que me seduz assim e faz com que eu pense todo dia em você*
> *E digam que é ilusão, que é mania ou tolice (Eu bem sei que não foi você que o disse)*
> *Não importa, e não é da conta de ninguém a gente se querer bem*
> *Sem saber a razão do próprio sentimento.*
> *E eu busco e indago e cismo e sonho e invento*
> *E fico sempre sem saber por que*
> *Eu gosto de você.*
> (Do livro de poesias de Zuleika Maranhão Fernandes)

Sueli falava francês fluentemente e queria sair logo do hospital para viajar.

Estava internada e cheia de planos. E eu me animava com os planos dela; ela me contava das viagens que havia feito e sobre as que ainda faria. Ela teve alta e já estava planejando sua viagem para a França. Com alegria contagiante.

Nessas horas, você vê que a *depressão* é muito mais incapacitante do que o câncer. O paciente com depressão muitas vezes está internado no hospital porque não come, não sai da cama, precisa de cuidados intensos, não necessariamente para tratar o câncer.

Um paciente com depressão não vai planejar uma viagem para a França, como a Sueli fez. Então, a qualidade de vida de um paciente com câncer que tem esperança e não se deixa abater totalmente pela doença é muito melhor do que a qualidade de vida de um paciente com câncer e depressão.

Sueli demonstrava essa alegria todos os dias, bons ou ruins, cheia de esperança. Ela tinha prazer na comida, ainda que fosse um purê sem sal, nas viagens, nas poesias. E teve alta feliz da vida.

Depressão

A depressão é muito pior do que o câncer. A depressão não aparece na tomografia, não aparece na ressonância, e muitas vezes é vista como *frescura* e não como doença. Assim, não desperta a empatia que o câncer desperta. É uma morte em vida.

Mas existe a depressão secundária à doença. A depressão que vem com o câncer ou depois do câncer. Todos os pacientes que conheci tomaram algum tipo de antidepressivo, o que ajuda muito no tratamento.

Quem está acompanhando um paciente com câncer deve dar espaço para a tristeza surgir e poder ser expressada. As frases "Vamos animar! Você precisa ficar mais animado!" não são âncora para nada. E não funcionam.

Ninguém mais que o paciente quer ficar animado. A falta de condição física ou emocional às vezes não permite mesmo que ele demonstre alguma manifestação de alegria. Não é má vontade.

Eu entendi melhor essa condição da depressão observando os pacientes, ouvindo suas queixas, em seus pedidos de ajuda. Para isso, porém, a melhor atitude a ser adotada é a da *disponibilidade*. Disponibilidade de ouvir sem julgar. Disponibilidade de ficar ali, lado a lado com um paciente, sem falar uma só palavra, apenas dando presença, tempo. Quem tem disponibilidade afetiva vai conseguir ajudar nessa fase de depressão tão comum em pacientes com câncer ou outras doenças graves. E, com a melhora, com a cura, os laços se estreitarão.
Ou não.
Muitas pessoas usam a doença para se afastar. Dizem que não conseguem lidar com isso. Fique atento. Por mais que você não consiga lidar com a depressão de uma pessoa querida, quem está sofrendo de verdade é o paciente. Então, encontre forças onde for preciso e esteja presente. Não só de corpo presente. Se for só com você que o paciente pode contar, aguente firme.
Uma vez, no hospital, tive uma paciente na UTI. Ela estava em estado muito grave, com câncer de cólon com metástase. Ela pedia todo dia que a mãe fosse vê-la. O marido estava o tempo todo junto e não conseguiu convencer a mãe dela a ir ao hospital. Essa paciente faleceu, e sua mãe perdeu a última chance de trocar um olhar, um carinho com a filha.
Não é fácil ver um filho sofrer. É triste, dói na alma. Fazer de conta, porém, que o problema não existe, não resolverá nada.
Às vezes, as pessoas colocam óculos com lentes cinza e só verão isso. Às vezes, colocam óculos com lentes cor-de-rosa, o que também não é aconselhável. Tente ver – e não estou dizendo que seja fácil – com os olhos da realidade. Nem melhor nem pior.
Conheci um paciente de 52 anos que tinha aids, sífilis, fumava crack e tinha câncer de laringe. Esse paciente já estava sem vida muito antes de o câncer aparecer. Não teve coragem para se matar com uma bala na cabeça, mas foi se matando por vias alternativas.

Uma pessoa com esse histórico não tem energia para nada, não quer lutar por nada, não está interessado em tratamento nenhum.

É muito frustrante para o médico, para a família, mas todos têm de saber que existe um limite para ajudar. Não dá para ajudar quem não quer ser ajudado.

Há pessoas muito sozinhas, mas sozinhas mesmo! Sem família próxima, sem amigos, e, quando estão no hospital, a atenção dos médicos e enfermeiras é um bálsamo.

Conheci uma paciente que tinha pânico de ter alta e voltar para uma vida sem atenção e cuidados. Cada vez que estava para ter alta, ela piorava com algum quadro febril, pneumonia... Ela me falou claramente: "Aqui é muito melhor do que na minha casa. Eu não quero ter alta".

O câncer, na maioria das vezes, não é uma doença incapacitante. Já a depressão, mesmo que os exames físicos estejam todos em ordem, pode ser totalmente incapacitante.

Com tantos anos de trabalho diário em psicologia clínica, é claro que desenvolvi um tipo de escuta diferenciada. Em todos esses anos, casos "gritaram" algo aos meus ouvidos e foi muito bom ter essa escuta diferenciada.

Primeiro foi uma paciente que, em uma conversa, tentava me explicar que estava exausta porque não dormia à noite e também não conseguia descansar durante o dia. Ela disse: "Eu sinto que não consigo descansar meu cérebro; eu não paro de pensar o tempo todo; mesmo que eu queira não pensar, eu não consigo".

Eu a aconselhei a procurar o psiquiatra do hospital, que tem diversos recursos à disposição para fazer com que a paciente consiga dormir, descansar.

O repouso é fundamental em qualquer doença; o corpo precisa disso para reagir.

Então, vem a famosa pergunta para o psiquiatra: "É tarja preta? Se for, não quero tomar! Não quero ficar viciada, dependente!".

Vamos esclarecer isso:

1. O psiquiatra é o profissional capacitado para receitar o remédio que for ajudar, seja tarja preta, laranja, verde-limão. Alguns remédios são necessários em

determinado momento, e o paciente deve confiar no profissional que os receitou. Uma coisa é pegar o "remédio tarja preta" da vizinha, que não foi receitado para você, e tomar. Outra coisa muito diferente é tomar o remédio que foi receitado especificamente para você, seja lá de que cor a tarja for.

2. O psiquiatra tem acesso ao seu prontuário médico. Nem ele nem seu oncologista vão querer sobrecarregar seu fígado ou rins ou qualquer órgão com algum remédio que não seja necessário e seguro. Seu corpo e sua cabeça precisam descansar para estar em condições de lutar contra sua doença física.

Outra vez em que algo me pareceu estranho foi quando uma paciente contou que estava reagindo bem à quimioterapia e que morava perto de um parque. Antes de começar o tratamento, ela adorava fazer caminhadas, mas, depois, não conseguia mais sair de casa, pois não se sentia bem "com o pé na rua". É aquela coisa... Meu ouvido ficou com aquele "pé na rua" martelando.

Então ela falou que quando saía sentia um mal-estar, parecia que ia morrer, uma taquicardia horrível, vertigem, náuseas. Era só entrar em casa que tudo passava. Ela descreveu com todas as letras um ataque de pânico, só não usou a palavra "pânico". Claro que eu não faria um diagnóstico sem conversar com o médico. Mas tinha clareza da situação e da necessidade do psiquiatra para combater esse quadro.

Às vezes, no entanto, os pacientes não sabem de toda a estrutura que o hospital oferece. E minha dica é sempre a mesma: peça para falar com o psiquiatra. Ele entende de alguns tipos de mal-estar que o oncologista ou o cirurgião não têm especialização para tratar. O psiquiatra está no hospital porque sabemos que a maioria das doenças físicas afeta, e muito, o emocional. Não dá para separar corpo e mente.

E, por favor, psiquiatra não é médico de louco. Isso é um tipo de preconceito da era dos dinossauros; é ignorância pura. Existem dores emocionais, assim como existem dores físicas.

Psiquiatras tratam as dores emocionais, que, muitas vezes, prejudicam fisicamente o paciente.
Uma equipe múltipla cuida de um paciente que é múltiplo. Ninguém é só um estômago ou uma mama ou uma próstata. Então, a equipe tem médico clínico, médico-cirurgião, psiquiatra, psicólogos, nutricionistas, fisioterapeutas...

Nem sempre todos são necessários, mas é uma pena quando o paciente não conhece todos os recursos que estão à disposição. Não caia nessa. Procure ajuda!
Ricardo Boechat, que faleceu em um acidente de helicóptero em São Paulo, no dia 11 de fevereiro de 2019, uma figura pública e que eu admirava muito, admitiu publicamente ter sofrido um episódio de depressão aguda em 2015. Segundo ele, "a depressão não escolhe vítimas por seu grau de instrução ou situação econômica. Castiga sem piedade e da mesma forma pobres e ricos, anônimos e famosos".
Seu depoimento é emocionante; ele fala sobre a impossibilidade de raciocinar direito, o mal-estar físico que acompanha a depressão, e a definiu como "a morte em vida". Vale a pena ler o depoimento dele[4].

Câncer e dinheiro

Assim como a depressão não escolhe quem tem ou não dinheiro, o mesmo acontece com os pacientes de câncer. Engana-se quem diz: "Se eu fosse rico, já estaria curado".

---

4 Leia o depoimento na íntegra em: <http://televisao.uol.com.br/noticias/redacao/2015/08/27/boechat-diz-ter-sofrido-um-surto-depressivo-agudo-fiquei-desnorteado.htm>.

Dinheiro compra muita coisa, mas não cura um câncer. Isso é fantasioso, assim como os inúmeros remédios milagrosos que prometem curar o câncer em uma semana.

O tratamento é o mesmo para ricos e pobres. O SUS, principalmente nas capitais, oferece um tratamento excelente para o câncer. Talvez a pessoa que tem mais dinheiro possa ficar num quarto melhor, ter facilidade em termos de conforto, mas, em relação à cura, não resolve nada.

Os melhores oncologistas do Brasil dedicam um tempo aos pacientes do SUS nos melhores hospitais, assim como seus alunos em residência médica. Confie no seu médico, siga seu tratamento.

Lembre-se: Steve Jobs, Hebe Camargo, Mario Covas, Antônio Ermírio de Moraes, só para citar alguns, apesar da gorda conta bancária, não foram curados.

O que faz muita diferença é o diagnóstico precoce, o acesso à informação. Hoje em dia, com internet, a informação é rápida e gratuita.

Adílson, 69 anos, câncer de próstata

O interessante nesse caso era o fato de o paciente ser padre. Quando me avisaram, fiquei imaginando como falar com ele. Geralmente, os padres é que falam com as pessoas.

Entrei no quarto e o Adílson estava na poltrona. A primeira pergunta que ele fez: "Já te contaram que sou padre?". E continuou, dizendo que esperava que eu não fosse questionar o fato de Deus ter permitido que um padre tivesse câncer. Esperei que ele desabafasse todos os seus rancores. Escutei-o com calma. E disse que sim, que já sabia que ele era padre. E não iria questionar o fato de estar com câncer. Depois disso, nossa conversa fluiu. Aí ele falou da paróquia dele, do trabalho que fazia na comunidade e, no fim da visita, quis me abençoar.

Foi a primeira vez que recebi uma bênção exclusiva.

Zara, 55 anos, câncer de mama

Zara é uma mulher superengraçada, divertida, e aproveitou a estadia no hospital para espinafrar o ex-marido. Isso mesmo...

Toda semana ela me contava um pouco da história. O marido, de família tradicional libanesa, foi xingado de todos os palavrões – de *a a zê*.

Conheceram-se ainda adolescentes, em férias no Líbano. Reencontraram-se no Brasil tempos depois. Namoraram. Casaram. Tiveram filhos. Brigaram feio. Separaram-se.

Zara, mesmo no hospital, mantinha uma elegância discreta e recebia suas visitas com muita educação. Quando a visita saía, porém, assim que fechava a porta, ela me falava: "Essa ***** ficou do lado do meu ex-marido na separação".

Qualquer visita relacionada à família do ex-marido era desgraçada, @#%&, **** e outros tantos palavrões imagináveis. Na frente das visitas, era sempre uma dama perfeita. Eu achava aquilo o máximo...

Zara contou como descobriu a traição do **** do marido com "aquela vagabunda". Perdoou a primeira vez porque o desgraçado pediu mil desculpas e disse que nunca mais isso iria acontecer. Mas o **** (não me lembro do nome do ex-marido, se é que ela chegou a me dizer, só o conheço como "aquele ****") voltou a trair, com outra ordinária, e aí ela colocou o *fdp* para fora de casa.

Durante a internação, vi todas as fotos do *fdp*, dos filhos, do casamento da filha – tudo da festa de casamento foi ela que escolheu, porque o *fdp* não tem bom gosto nem para uma taça de champanhe.

Fiquei sabendo que a *ordinária* foi ao casamento, e que Zara só não encheu de tapa aquela cara cheia de botox (segundo ela) porque precisou manter a pose para os amigos e para a família.

Ela não se conformava mesmo, depois de tantos anos, com o fato de a filha ter entrado com o pai na igreja. Baixinho, comentou: "Olha o **** cheio de pose entrando na igreja..." E aí teve um acesso de riso, e eu também, claro, ao revelar que falou vários palavrões enquanto os dois entravam na igreja de braços dados, com uma música bem solene de fundo.

Não satisfeita, assim que ele ficou ao seu lado no altar, Zara, sorrindo entredentes, começou a xingá-lo, dizendo que ele estava todo ******. Velho, gordo e careca.

Eu ria muito vendo as fotos do casamento e imaginando aquela cena toda. Se ela não comentasse nada, seria impossível imaginar que soubesse falar tantos palavrões. Inclusive, atualizei meu repertório, afinal, o **** foi cafajeste pra @#%&!

Era uma transformação, em que só estando ali, presente, era possível acreditar. De senhora fina e educada à mais rampeira das mulheres. Sem a figura de autoridade do médico ou sem a presença de amigos e familiares mais distantes, ela se soltava mesmo – o que é muito bom.

Da mesma maneira em que muitas vezes choramos para desabafar a dor, na maioria das vezes damos muita risada. E acontece, frequentemente, de os pacientes tirarem um barato do câncer, ou de outro paciente com câncer. Diz o ditado que rir é o melhor remédio. Assim, é ótimo poder rir de si mesmo; é saudável, inclusive! Mudam-se as perspectivas. O rancor e os questionamentos de "por que eu?" diminuem.

E também existe a camaradagem. É incrível como a solidariedade aflora nesses momentos de fragilidade em conjunto.

Zara, por exemplo, tinha perucas maravilhosas, de cabelo natural, e falava para as outras pacientes onde ela mandava fazer, quanto custavam. Outro paciente falava qual era a melhor coisa para comer ou beber quando se está nauseado. Essa troca é surpreendentemente carinhosa, cativante. Assim, se você tem alguma dica que deu certo, passe para a frente.

Coisas boas sempre atraem coisas boas. Não importa o momento.

Katia, 44 anos, câncer de fígado

Katia chegou muito assustada ao hospital. Aquele diagnóstico a pegara de surpresa, assim como o prognóstico. Estava sozinha; não tinha pai nem mãe, nem irmãos, nem filhos. As amigas revezavam-se em seus cuidados para ela não ficar sozinha.

A maioria das amigas era muito bacana – conheci quase todas elas. Sempre a colocavam para cima. Mas Katia tinha uma amiga monstro – uma AM. Essa mulher, *muy* amiga, sempre que eu entrava no quarto, já vinha com as piores frases prontas para descrever o quadro de Katia: "Ah, hoje ela não está nada bem. Está pálida demais. Não comeu nada e teve diarreia. Nunca vi isso. Não estou gostando, não. Acho que o tratamento não está funcionando..."

E não havia sequer um tom de brincadeira. Era sério. Eu escutava a AM falando essas coisas na frente da Katia e tinha vontade de sumir dali. Como pode tanta falta de tato, de sensibilidade? Era entrar no quarto da Katia e ver essa *suposta* amiga, que um desânimo muito grande tomava conta de mim.

No caso de uma pessoa que não tem família, cujos parentes moram em outro estado, até entendo ter uma AM só para não ficar no quarto sozinha. Eu entendo, mas ainda acho melhor ficar sozinha do que com um urubu.

O câncer de Katia já tinha sido descoberto com metástase e evoluiu muito rápido. Eu viajei por vinte dias e, quando voltei, foi um choque. Ela tinha decaído muito.

Assim que entrei no quarto, Katia falou: "Estava contando os dias para você voltar".

Não há como não se emocionar ouvindo isso. A gente conversava muito, e eu me sentia privilegiada, porque o pessoal da enfermagem falava: "A Katia só quer ver você". Não que eu fosse melhor do que ninguém. Mas ela era tímida, demorou para ficar à vontade, e, quando conseguiu, queria ficar naquele território conhecido.

O abdômen dela estava muito inchado, e algumas vezes teve de ser levada para passar pelo procedimento de drenar o líquido que se acumulava na região abdominal. Até que, com o avanço da doença, a massa tumoral foi se espalhando por toda a região, e não havia mais como drenar o líquido.

Relutante, Katia finalmente aceitou que o câncer estava de fato avançado e resolveu não deixar nada pendente em sua vida. Reuniu papéis, documentos, e contratou um advogado para resolver os problemas em cartório. O câncer possibilita isso, dá a chance de ajeitar a vida.

A única coisa que realmente incomodava Katia era o tamanho da barriga. Fora isso, não tinha dor, e, na última semana em que estivemos juntas, comeu um sanduíche imenso. Não passou vontade de nada. Ela comia e andava pelos corredores do hospital para ajudar na digestão. Muitas de nossas conversas, aliás, tivemos enquanto andávamos juntas pelos corredores.

Katia morreu tranquila, sem sofrimento, sem dor, e ainda deixou a vida em ordem.

Caminhar com o paciente, desde que ele tenha condições, é muito importante. Primeiro, porque caminhar sozinho pelos corredores é muito chato. Segundo, porque, ao caminhar, ativa a digestão, o intestino, a circulação do corpo todo, principalmente das pernas, e isso só traz benefícios. E, claro, tudo dentro do tempo do paciente. Ninguém vai obrigá-lo a andar – quem faz isso é o fisioterapeuta. O amigo ou o familiar coloca-se apenas à disposição para caminhar ao seu lado, fazendo companhia. São atitudes diferentes.

No caso da Katia, ela não tinha um familiar por perto. Quando, porém, se trata de uma criança com doença grave, os pais obviamente são os primeiros a saber, desde que qualificados para proteger os filhos.

É importante que os filhos também saibam da doença dos pais, sempre respeitando a idade e a capacidade de entendimento. É muito mais saudável emocionalmente para a criança poder chorar a morte do pai ou da mãe do que perder um dos pais de repente.

Peça orientação a um profissional de psicologia do hospital para esses momentos. Ele certamente saberá como ajudar a contar sobre a doença, sua melhora ou piora. A criança tem o direito de saber.

Psico-oncologia

A dor do câncer que une a psicologia e a medicina encontra seu alento na *psico-oncologia*. Trata-se de uma especialidade da psicologia e uma subespecialidade da oncologia que procura compreender as dimensões psicológicas presentes no diagnóstico oncológico, como o impacto do câncer no funcionamento emocional do paciente, de sua família e dos profissionais de saúde envolvidos em seu tratamento. A psico-oncologia representa a área de interface entre a psicologia e a oncologia.

Em maior ou menor número, em diferentes momentos do processo da enfermidade, o paciente apresentará algum desconforto.

A equipe precisa legitimar a dor de cada um e tentar ajudá-lo. Se o remédio está em doses adequadas e os tratamentos não medicamentosos são bem conduzidos, é preciso avaliar a dimensão emocional e espiritual presente nessa dor. Não legitimar a dor do outro como algo individual e importante pode fazer com que o paciente omita as queixas ou, ainda, com que ele potencialize sua dor como um pedido de ajuda e atenção.

Dor é um dos sintomas que geram maior sofrimento. Ela é incapacitante, e sua intensidade e frequência vão minando a energia e a capacidade de enfrentamento do paciente. Saber que tal procedimento causará dor desencadeia uma reação de proteção, de defesa. Quando a dor é persistente, imprime um registro psíquico de experiência desagradável, dilacerante. Assim, alguns pacientes acabam resistindo a alguns procedimentos que seriam chave para o tratamento pelo medo de sentir dor.

Desde o momento do diagnóstico do câncer, o acompanhamento psicológico é fundamental. Mas não é a psicóloga que entra para dar uma *palavrinha* com o paciente. É terapia de verdade, com formação de vínculos, que ajudará o paciente, a família e a equipe médica a se fortalecerem. Que fará com que a criança entenda melhor o momento de dor e desesperança que seu pai ou sua mãe está passando.

A terapia com foco na oncologia traz resultados surpreendentes, desde a melhora dos efeitos colaterais da medicação até a reestruturação familiar. Enquanto muitos *acordos* o médico oncologista não consegue fazer com o paciente, por meio do psicólogo há uma cooperação e um comprometimento muito maiores. Com frequência, o psicólogo é o tradutor do paciente para o médico. É o único profissional que está ligado diretamente ao paciente, e não à doença.

Já vi pacientes sentirem que o psicólogo está do lado deles, como se a equipe médica estivesse preocupada demais com o câncer para se importar com o paciente.

O psicólogo acaba sendo o único profissional que transita entre a família, a equipe médica e o paciente. E isso faz toda a diferença no tratamento e no desfecho, seja ele qual for.

O psicólogo dá suporte emocional para o paciente enfrentar as notícias, boas ou más. E ainda consegue dar suporte para a família em situações de descontrole e desespero.

Romeu, 22 anos, leucemia

Jovens geralmente têm muitos acompanhantes no quarto, porque uma pessoa doente com pouca idade choca mais do que uma mais velha. Com Romeu não era diferente.

Isso, porém, acontecia mais nos fins de semana. Durante a semana, os pais trabalhavam, e quem estava diariamente com ele era a namorada, Sophia, que eu chamava carinhosamente de *primeira-dama*. Um casal fofo! Sempre achei o apoio da Sophia fundamental na recuperação do Romeu. Conversávamos sobre a faculdade dos dois, os planos para o futuro. E que maravilha poder presenciar esse futuro que chegou para os dois.

O tratamento deu certo; não foi nem mesmo necessário o transplante de medula, e o Romeu teve alta, sempre acompanhado de sua primeira-dama. Um casal superjovem, que passou por situações bem difíceis e superou tudo junto. Vi mais companheirismo entre eles do que em muito casal de idade, com filhos ou até netos. A gente sente a diferença entre quem *está ao lado por dever* e quem *está ao lado por querer*.

Todo mundo sente quando alguém está perto apenas por obrigação. Principalmente o paciente. Escolha de que lado você quer ficar. Seja sincero. É o melhor a fazer, acredite.

Vim te ver...

Meu pai sempre disse que a pergunta mais idiota para alguém que está internado em um hospital é: "Oi, tudo bem?". Não. Não está tudo bem. A pessoa está no hospital com fios, tubos, fazendo exames diários etc.
Não é porque uma pessoa está doente que ela ficou burra. Ela está só doente. Então, conversar como se estivesse falando com uma criança ou, pior, uma criança mentalmente debilitada, é ofensivo. Não é porque a pessoa está doente que ela tem que ouvir: "Vamos comer uma papinha para ficar forte, vamos?".
O doente não é burro e merece ser tratado com respeito e dignidade por qualquer pessoa que entre em seu quarto. Aquelas quatro paredes muitas vezes se transformam na casa do paciente por meses. O paciente que conheci e que ficou mais tempo hospitalizado passou seis meses internado e depois teve alta.
Pense um pouco. Ficar três dias no hospital já é aflitivo; a pessoa não vê a hora de ir para casa, deitar na sua cama, encostar a cabeça no seu travesseiro, olhar para seu teto familiar.
Por melhor que seja o hospital, não deixa de ser hospital. O mínimo que se espera de quem passa muito tempo internado é mau humor, reclamação. Quem leva isso para o lado pessoal se ofende com facilidade. Não vá acompanhar ninguém a um hospital se não estiver bem. Você não é a prioridade. O paciente é.
Já vi mães superestressadas porque demorou três dias para terem alta depois da cesárea. Tudo depende dos parâmetros. A reação de uma mulher de 70 anos com câncer de mama, que descobriu a doença na mamografia, vai ser diferente da menina de 20 anos com câncer de mama, que nem mamografia fazia ainda. No caso dessa moça, foram três anos com um nódulo no seio esquerdo. Cada vez que ia ao ginecologista, escutava que era hormonal, que era porque estava na TPM, mas o médico não teve a ideia de sugerir a mamografia aos 20 anos.
Essa menina eu não acompanhei no hospital, mas a conheci pessoalmente. O câncer só foi descoberto quando ela apresentou metástase na coluna.

Nesse caso específico, é uma conjunção de fatores desfavoráveis que atrasam o diagnóstico. Como o câncer não tem sintoma, não se pensa nisso quando se trata de crianças ou adultos jovens.
É muito difícil identificar o limite entre ser neurótico e levar o filho ao médico a cada mancha roxa, e ser desligado e ver o filho com muitas manchas roxas e pensar que criança é assim mesmo: vive batendo em quinas...

Suzy, 29 anos, estado terminal

Todo mundo às vezes escorrega na falta de bom senso. Esse caso eu recebi exatamente assim. Uma paciente jovem internada em estado terminal justamente para morrer no hospital.

Ela estava no quarto com o noivo.

O que você pode falar para esse casal? Sinceramente, eu não sei o que falar, e acho que o que os pacientes mais querem é ser deixados em paz. Nesse caso, porém, em um momento tão crítico, aconselho que pergunte! Ouça o que o paciente tem a dizer ou simplesmente olhe-o com muita atenção. E fique. Não fuja de quem está morrendo. É uma bênção poder morrer perto de quem se ama.

É difícil? É. Mas aguente. Por amor.

Esse noivo foi de uma sensibilidade e delicadeza emocionantes, tendo permanecido ao lado de Suzy mesmo sabendo que não havia mais o que fazer. E tenho certeza de que fez toda a diferença, na hora da partida de sua noiva, confortá-la e demonstrar todo o seu carinho e afeição.

Roberta, 45 anos, câncer de cólon

Essa foi uma paciente engraçadíssima. Ela odiava psicólogos. Não queria conversa; queria apenas seu notebook e sossego. Porém, quando as enfermeiras entravam em seu quarto, ela sempre pedia para indicar seu nome para algum psicólogo do andar. E lá ia eu. Só para ouvir: "Não quero conversa; estou ocupada!".

E foi assim dia após dia. Depois de três semanas tentando uma conversa, sem sucesso, vi seu nome na lista de quem queria atendimento diário e pensei: "Deve ser engano. Outra pessoa. Vou ao quarto da Roberta de novo fazer o quê? Ficar incomodando? Ouvir outro *não quero conversar*?".

Aí fui me certificar de que era realmente o nome da Roberta que estava ali na lista com a chefe da enfermagem, que, prontamente, confirmou que, sim, a Roberta queria que eu passasse no quarto dela todos os dias perto das duas da tarde.

Depois de muitas outras semanas, entendi, ou acho que entendi, que ela esperava que eu chegasse naquele horário só para me dispensar e falar que estava ocupada. Se ela gostava disso, então tudo bem. Assim seria.

Passei semanas sendo mandada embora porque ela estava ocupada. Até que ela teve alta.

Acho que o clímax do dia, para a Roberta, era realmente me despachar. Quando entendi isso, permiti que ela agisse assim, dando total prioridade para o *seu* momento.

Gislaine, 38 anos, reconstrução de mama

Assim como muitos pacientes têm alta, ficam curados, há situações ainda mais agradáveis, como a da Gislaine, que enfrentou um câncer de mama. Não a conheci na ocasião. Ela é que fez questão de relembrar toda a sua história de luta quando entrei em seu quarto, em um dia lindo de sol. Ela agora estava internada para a reconstrução das mamas – que tinham ficado muito bonitas, como era seu desejo.

Seu relato detalhou cada momento que passara nos dois anos anteriores: desde a descoberta do câncer, em fase inicial, o tratamento com químio e radioterapia, a perda dos cabelos, a cirurgia para a retirada do tumor, até a reconstrução das mamas.

Ela estava radiante. E o marido estava junto, feliz da vida também.

É muito importante quando o casal permanece junto e atravessa uma fase tão difícil apoiando quem está sofrendo no momento, acompanhando todo o processo de perto, vibrando com cada melhora. O glamour, a vaidade exagerada, as noites dançando e bebendo para se divertir a dois, sem os filhos por perto, os pratos mais calóricos compartilhados a qualquer hora do dia e da noite vão para o brejo. Se a relação é superficial, ela não se sustenta. Se, entretanto, é sólida, fica ainda mais fortalecida. E foi assim com Gislaine; ela sempre pôde contar com o apoio e o amor sem limites de seu marido.

Homem doente x mulher doente

Confirmo a teoria de que a mulher é mais forte em momentos de dor e privação. Acho que, se os homens é que tivessem filhos, o mundo seria um vazio só, pois os partos seriam raríssimos. Quando a mulher está doente, ela aguenta mais o ambiente hospitalar, os cuidados, os procedimentos, o isolamento muitas vezes necessário em uma UTI. É um fato. Eu assisto a isso diariamente.

Ela liga para casa e quer saber se os filhos fizeram a lição, o que almoçaram, o que jantaram; ela coordena a casa a distância.

Ela pode ficar sozinha sem muito problema, apenas com a companhia de enfermeiras e médicos, e o marido só vem à noite. Ela aguenta o tranco. Ela prefere chorar e desabafar com a psicóloga e falar para os filhos e o marido que está ótima, que o tratamento está funcionando bem.

Quando é o homem, porém, que está doente, SIM!, ele fica doente em um grau máximo, não importa muito o nível da dor. Ele *incorpora* o papel de doente. Em geral, porque, claro, existem exceções, ele reclama de tudo, tudo dói. Reclama do hospital, da comida ou da falta dela, do atendimento, da programação da TV, da política, de dinheiro, dos filhos, dos netos... E a mulher tem que ter uma paciência de Jó, mesmo!

Marisa, 59 anos, câncer de ovário

Essa é uma paciente que vai morar no meu coração para sempre. Inesquecível! Quando entrei no quarto pela primeira vez, vi que ela era anã e casada com um anão. Um casal maravilhoso, de uma inteligência rara e, melhor, uma conversa deliciosa. Eu entrava nesse quarto e esquecia o tempo.

Adorava escutá-la, uma mulher de muita sabedoria, muita experiência de vida. Sem dúvida, esperava ansiosa o dia de reencontrá-los, toda semana, porque era um prazer imenso.

Ela era doutora em Biologia. Entendia muito de vários assuntos, e o tempo voava enquanto eu ouvia suas histórias.

Exatamente por entender fisiologia, anatomia, comportamento, origem, evolução, por ser mais esclarecida até cientificamente, ela queria saber de tudo! Marisa sabia que seu câncer estava em metástase, mas você pensa que ela ficava se lamentando? Ela dava risada da vida, das experiências que teve – das mais surreais, as quais me contava. O marido, um supercompanheiro. Nossas conversas a três eram sempre cheias de risada. E que sorriso lindo a Marisa tinha!

Foi uma lição de vida ouvir seu relato. Uma pessoa plenamente realizada no casamento, com os filhos, no trabalho. E, claro, muito direta e clara: não queria sentir dor. O resto era lucro.

Marisa era adorada por todos no hospital, porque, se ela estivesse comendo, conversando, rindo, eram sinais que indicavam claramente que estava bem.

Os filhos eram uma preocupação constante para ela. Assim, porém, que recebia a ligação diária dizendo: "Mãe, já estamos em casa. Está tudo bem com a gente", pronto! Aí é que ela cravava a bandeira do "Então *tudo* está bem mesmo".

Ela valorizava sempre o que estava bom e minimizava o que estava ruim.

Marisa não tinha assuntos pendentes, casos mal resolvidos, mágoas guardadas, perdões a serem dados, desculpas a serem pedidas. Ela estava em paz, e isso tem uma ação extremamente benéfica para o corpo e para a mente.

Tem gente que vive cem anos e não consegue essa paz. Vai acumulando uma série de pendências com a própria vida e a dos outros que não consegue mais se desvencilhar dos problemas. Isso, sim, é triste.

A última vez que a vi foram exatos dois dias antes de sua morte. O marido estava tranquilo. Ela havia se despedido de todos e falado: "Isso não é um adeus, é um até qualquer hora". Não houve desespero – eu nunca tinha visto ainda nada tão evoluído emocional e espiritualmente. Não sei como definir aquele momento.

Os filhos se despediram da mãe com tristeza profunda, sem, porém, lamentações e questionamentos. Marisa sabia que logo seria sedada. Tudo em paz. Até mesmo o ambiente do quarto transmitia paz.

Dois dias depois desse momento lindo que presenciei ao lado da família, Marisa se foi, emocionando, pela serenidade com que chegou a seu fim aqui, todos que a tinham conhecido.

Pedro, 60 anos, câncer de cólon

Pedro, que homem fantástico. A esposa, Norma, um doce. Sempre ganhava uma trufa dela em meus atendimentos no quarto. E fazia questão de abrir e comer ali, na hora, para alegria dos dois.

Pedro, descendente de espanhóis, não se conformava com meu sotaque ao falar "paella" e queria me ensinar a falar direitinho de qualquer jeito – acho que aprendi. Nesse quarto, a gente engordava só de conversar. Trocávamos receitas de antepastos, massas, frutos do mar... Eu sempre saía de lá pensando em comida e morrendo de fome.

Eu falava: "Norma, ainda bem que tem essa trufa para enganar a fome, senão a gente ia ligar para um *delivery* só para pedir nem que fosse uma *azeitona* para comer!". A gente se divertia falando das viagens e das comidas experimentadas nos mais variados lugares.

Pedro, engenheiro, entendia tudo sobre a crise hídrica em São Paulo, falava muito sobre isso, me explicava detalhes que só quem é especialista no assunto conhece.

A gente ficava falando que seria muito bom depois podermos nos encontrar fora do hospital para comermos juntos as delícias das quais falávamos. E repetíamos várias vezes os pratos que haveria em nossa mesa em um almoço de domingo imaginário.

É muito comum o paciente falar de comida. Deixe que fale, que cite as receitas de que mais gosta, que assista a programas de culinária. Se ele quiser, tudo bem. Em geral, nem é o familiar ou o acompanhante que introduz o tema; é o próprio paciente mesmo. É muito bom que ele sinta vontade de alguma coisa, porque alguns tratamentos tiram completamente o sabor dos alimentos ou há alguma restrição alimentar muito severa. E esse era o caso de Pedro. Bem que Norma tentava enrolar a nutricionista do hospital, sempre perguntando se não poderia trazer algo mais do gosto de Pedro para ele almoçar ou jantar. E sempre recebia um "não" bem grande como resposta. Era preciso seguir as orientações dos médicos.

Depois de três semanas, porém, Pedro teve alta e foi para casa. Sem restrição alimentar alguma. Deve estar comendo tudo e mais um pouco das comidas sobre as quais falamos.

Fiquei muito feliz pelos dois. Adorei ver esse casal saindo vitorioso do hospital. E com fome de coisas picantes e condimentadas que certamente Norma fará para Pedro!

Bom senso é fundamental!

A alimentação é só um dos itens que devem ser estritamente respeitados. Atente também às demais questões que fazem parte do dia a dia do hospital.
O paciente pede para ajeitar o travesseiro. Se você não sabe se pode, aperte o botão e chame a enfermagem. Você não sabe se o travesseiro foi colocado exatamente naquela posição por algum motivo. Então, não vá mexer sem saber.

Assim como não vá levantar o encosto da cama ou a parte das pernas. Nem pegar a Coca-Cola que está no frigobar porque está calor lá fora e seu pai, mãe, irmã ou irmão adorava tomar Coca em dias quentes.

Não vá mudar o soro de lado ou acompanhar o paciente ao banheiro com os medicamentos pendurados. Enfim, não vá se meter onde não deve. Todo quarto tem um botão para chamar alguém da enfermagem, e são esses profissionais que podem mexer na cama, no travesseiro, dar água etc. Se não tiver 100% de certeza de que pode mexer em algo, não mexa.

Até uma simples água pode causar uma confusão imensa se o paciente estiver em jejum total. Qualquer paciente pode cair se for sozinho ao banheiro. A pessoa pisa em um hospital e já lhe colocam a pulseira de "risco de queda", porque alguns medicamentos podem causar vertigem ou deixam o paciente sonolento, e não só na oncologia. Quem está habilitado a acompanhar um paciente ao banheiro para tomar banho é a equipe de enfermagem. Porque, caso um paciente caia com alguém da enfermagem, isso já é o apocalipse; imagine com você... Há pedidos, expectativas e reclamações totalmente fora do alcance. E você deve saber suas limitações.

Em compensação, alguns pacientes sem dieta restritiva podem comer o que quiserem. Nesses casos, é muito bom fazer um carinho e levar um doce de que a pessoa goste, qualquer alimento que ela esteja com vontade de comer e que não seja servido na rotina do hospital. Aí, sim, você estará fazendo o certo.

Todas as formas de passar o tempo também valem a pena. Facebook, Twitter, Instagram, palavras cruzadas e, por que não, fazer um diário de como você está se sentindo. Creio que reler o dia a dia no hospital pode trazer uma grande lição para o futuro. Talvez a gente consiga ver como aprendeu a ser mais paciente, tolerante, nessas horas tão difíceis e de tantos sentimentos conflitantes.

Mandar mensagens de WhatsApp para amigos que moram longe ajuda também, pois é sempre gostoso receber palavras de conforto e solidariedade, ainda que apenas palavras...

Agora, ler é alívio imediato para a alma. Separe todos os livros que gostaria de ler e para os quais não achava tempo.

Patrícia, 49 anos, câncer gástrico

No primeiro dia em que vi Patrícia, já sabia que ela seria uma querida. Super-receptiva, adorava falar. Estava sempre acompanhada da filha, Isabel, 20 anos.

Acompanhei essa paciente desde a internação, e foram tantos meses ali, juntas, que, quando eu chegava ao quarto, ela já falava: "Senta aí que você é de casa". *E muitas vezes o quarto passa a ser a casa mesmo.*

Parecia até que compartilhávamos a sensação de que nos conhecíamos a vida inteira. Algo de anos e anos. E vem de muito tempo a história de Patrícia. O medo foi um limitador em sua trajetória. O medo a paralisou – como paralisa muita gente. Tem alguma dor crônica e tem medo de descobrir algo mais sério? Enfrente o medo e vá!

Patrícia não foi fazer exames quando as dores de estômago começaram. O irmão e o pai morreram de câncer gástrico. E até por saber que as chances eram grandes de haver alguma coisa errada, ela não foi ao médico.

Patrícia vivia à base de Omeprazol. Ela levou meses para me contar que tinha certeza de que suas dores eram provenientes de um câncer, mas não queria ter isso revelado. Como o pai e o irmão morreram com esse diagnóstico, não pensou em uma saída diferente para ela. Mas a medicina evolui a cada dia! E talvez ela tenha perdido uma grande chance de recuperação, se tivesse encarado o medo e procurado um médico antes de as dores se acentuarem.

Quando começaram os vômitos, ela achou que era porque estava viajando e estranhando a comida diferente de outro país.

Se você está percebendo mudanças em alguém da família, em algum amigo, verifique com ele se está fazendo o check-up anual direitinho – não custa perguntar. Às vezes é o empurrão que está faltando para ir ao médico. Ofereça-se para acompanhá-lo. Todo mundo tem medo de receber um diagnóstico de câncer. Com alguém acompanhando dói menos.

No caso de Patrícia, ela só foi para o hospital quando a dor foi maior que o medo. Aí o câncer foi descoberto, e já com metástase no fígado e nos ossos da bacia. Só aí, então, é que ela quis se tratar, se curar, resolver, porque viu que as pessoas se tratam, se curam, resolvem.

Você acaba sabendo dos outros casos do hospital quando fica meses por ali e vê as pessoas melhorando, tendo alta. Uma esperança se acende, e aí vem a corrida atrás do tempo, que, muitas vezes, não tem mais como recuperar.

O caso de Patrícia só complicava. Os vômitos eram constantes. Vira e mexe, ela me pedia desculpas por vomitar em mim – o que de fato aconteceu.

Minha reação não foi outra se não a de falar que jamais ela precisaria pedir desculpas a alguém por isso. E foi aí que aprendi que a compaixão, a empatia, tudo é maior do que uma simples vomitada em um hospital.

Se você, como eu, tinha receio – nojo, até – de ver alguém vomitando, fique tranquilo, pois, quando você tem uma relação próxima com a pessoa, aguenta melhor. Se, ainda assim, for algo além dos seus limites, chame a enfermagem quando o paciente vomitar.

Patrícia tirou meu trauma de vez. Porque ela vomitava muito. E, a cada piora, cada vez mais constante, vivia repetindo como se sentia arrasada pelo fato de a filha estar vivenciando tudo isso no hospital com ela, porque também passara por aquilo com seu próprio pai anos atrás.

A Isabel era forte, uma graça de menina, bem falante, mas andava cabisbaixa por ver dia a dia a piora da mãe, e se sentia extremamente frustrada por não poder fazer nada de concreto para ajudá-la. Mas não era uma questão de escolha. Tenho certeza, porém, de que ter acompanhado todo o processo fará com que Isabel perceba mais para a frente que fez, sim, o que podia. Não terá arrependimentos do tipo: "Ah, se eu tivesse ficado mais tempo com ela..."

Patrícia logo parou de se alimentar e começou a receber alimentação parenteral. Conforme o estado físico decaía, ela ansiava por uma cirurgia para resolver tudo.

O caso não era mais cirúrgico, infelizmente. Era, sim, caso para *cuidados paliativos*, uma especialidade da medicina que deve ser reverenciada[5].

---

5 Os cuidados paliativos não visam a prolongar nem a abreviar a vida de ninguém. Também não são usados só em pacientes terminais – para quem está morrendo. É a medicina em sua plena função de tirar o desconforto e trazer alívio para a dor. Falaremos mais sobre o assunto adiante. A dra. Ana Claudia Quintana Arantes tem artigos maravilhosos a esse respeito. É também autora do livro *A morte é um dia que vale a pena viver* (Editora Sextante, São Paulo, 2016), uma leitura maravilhosa.

Quando Patrícia estava pesando 38 quilos, é que percebi que os filmes e novelas muitas vezes retratam fielmente um paciente de câncer terminal – ela estava extremamente abatida, cansada e esquelética.

Nesse momento de nossa convivência, quando vi que seu fim estava próximo, jurei que atenderia a um pedido que ela fizera uns meses atrás para mim: o de não deixar a filha passar por tudo sozinha.

Passei a ver Patrícia e Isabel todos os dias no hospital. Patrícia já estava sedada, não havia sofrimento algum. Havia apenas a espera. E foi curta.

Eu não estava lá no momento em que ela parou de respirar, mas recebi a ligação de Isabel dizendo que a mãe acabara de falecer e pedindo que eu ficasse ao seu lado nos momentos que viriam a seguir. Quinze minutos depois, nos abraçamos. No quarto já havia uma pessoa do hospital verificando a documentação necessária para a funerária. Tudo isso era novidade para mim. As palavras não são bonitas. As cenas não são bonitas.

Se eu achava algumas palavras chocantes, imagine a filha, de 20 anos! E foi ali, vendo a papelada da funerária, com Patrícia ainda na cama, que pude entender melhor por que tinha mesmo de acompanhar Isabel até o fim.

Pode acreditar, não é tão chocante quanto parece nos primeiros minutos. A burocracia é grande, mas necessária.

Se você vier a passar por isso e não souber como se comportar nem o que falar, dê um abraço, apenas, e não atrapalhe.

Logo tive certeza de que meu lugar era ali, ao lado da Isabel. Se ela estava conseguindo ser forte, eu também seria.

Depois da papelada, entrou uma enfermeira – que jamais esquecerei, pela delicadeza que ela teve nessa hora – perguntando sobre a roupa para vestir Patrícia. Um choque. Não havíamos pensado nisso.

Por mais que saibamos que a morte está próxima, que o médico avise que não há mais o que fazer, às vezes nos negamos a tomar as providências mais óbvias, até ter o fato concreto.

É bom, nessas horas, ter ao lado alguém mais racional para pensar nos detalhes.

Patrícia foi levada ao necrotério, até Isabel chegar com a roupa que gostaria que a mãe vestisse. Palavra horrível essa, "necrotério", não? Já reparou que há a informação no andar em que fica o necrotério nos elevadores dos hospitais?

Sempre achei isso de mau gosto, mas, naquele dia, entendi que era melhor "ler" onde ficava o necrotério do que sair perguntando.

Isabel chegou com a roupa e apertamos o botão do andar em que se lia "necrotério". Tínhamos que fazer isso, dar sequência aos procedimentos após a morte de Patrícia – nada viria de modo mágico. Quando chegamos, vi que a porta estava trancada. Há todo um cuidado e respeito com os corpos que ficam ali. O guarda que veio abrir a porta perguntou: "Vocês querem ajuda para vestir o corpo?". Isabel e eu dissemos prontamente: "Sim"!

E quando você pensa que nada pode piorar, chega um cara da funerária e diz que precisa ver o corpo para saber se há necessidade de drenar o líquido antes de colocar a roupa. Claro que, ao ver aquele corpo de 38 quilos, disse que não precisaria.

A enfermeira-anjo Maria desceu com uma colega e vestiu Patrícia com todo o cuidado. Pediu que Isabel colocasse as mãos do jeito que gostaria que ficassem, porque depois não daria para mudar.

Isabel falou que queria as mãos da mãe como as do avô no caixão e colocou um terço entre os dedos.

Começaram a chegar uns parentes e achei, então, que minha presença não era mais necessária. Não me arrependo nem por um segundo de ter vivido esses momentos tristes, mas reais, ao lado de Isabel. Minha despedida final foi no velório. Depois disso percebi que:

- A morte é muito natural, todo mundo deveria saber disso.

- Cuidar de alguém que está morrendo, mas que é mais velho do que a gente, não viola a lei natural e é muito mais fácil de enfrentar do que a morte de alguém mais novo.

- O corpo realmente não é nada. Mesmo enquanto Patrícia estava sedada, havia uma harmonia, uma humanidade em seu corpo. Depois da morte, isso desaparece.

- A partir do nascimento, estamos caminhando para a morte a cada dia, e a melhor coisa que fazemos é viver a vida em sua plenitude, que valha a pena.

- É muito bom ter um corpo para vestir e velar. Deve ser horrível perder pessoas em acidentes de avião, por exemplo, em que a pessoa desaparece.

O mundo ocidental mitificou a morte, como se fosse uma exceção: "Nossa, fulano morreu!". E ninguém se conforma, e ninguém aceita, ou demora a aceitar... O mundo oriental lida com a morte de forma natural, como deve ser.

Vexames em velórios

Sem dúvida, o pior lugar para dar fora é em velório. Às vezes a pessoa está tão nervosa que ri na hora errada. É puro nervosismo, mas vá explicar isso. A seguir, relato algumas situações pelas quais passei que certamente você também já vivenciou ou presenciou. O melhor é, de fato, fingir que nada aconteceu e seguir em frente, sem escarcéu. Com discrição.
Faleceu o pai de uma amiga e fomos todos ao velório. Depois nos dirigimos para a casa dela com o objetivo de fazer companhia para a mãe e para ela. A mãe, então, resolveu servir uns sanduíches, e um amigo, que estava ao meu lado, ao ver a bandeja, disse: "Vou aceitar três de uma vez! Não posso ver defunto que me dá uma fome!". Para que isso?
Outra cena: morreu uma senhora muito conhecida no bairro. E foi uma morte rápida, sem sofrimento. Um amigo, querendo resumir que "foi uma morte rápida e indolor, como ela merecia, por ser tão boa pessoa", quando chegou ao velório, disse em bom tom, para todos ouvirem: "Bem que ela mereceu!". A família ficou superofendida. E depois, para explicar que era um *elogio*... Difícil...
Fui também ao velório da mãe de uma amiga, e as pessoas, nesses momentos, parecem perder totalmente a noção. Estou lá com minha amiga, ao lado do caixão, e chega um

parente que começa a berrar: "Olha isso. Ela não está ótima? Como está linda... Toda arrumadinha! Corada!". Virou piada, né? A vontade era de responder para ele: "Claro, está ótima, mesmo. Nunca vi melhor! Maravilhosa. Supersaudável!". Mas, aí, segurei a risada e balancei a cabeça discretamente, saindo de perto e levando minha amiga para fora.

Essas coisas não são para ser explicadas.

E por último, mas não menos hilário, foi o que aconteceu com uma colega de trabalho que perdeu o pai. Como ele sempre tivera aversão por ser enterrado, a família decidiu cremá-lo. No dia combinado para pegar suas cinzas, minha colega descobriu que a urna vendida no crematório era muito cara. Resolveu, então, colocar o pacote com as cinzas em uma sacola de uma loja de grife, bem famosa, e colocou a sacola no banco de trás do carro, até que pudesse ir à praia jogar as cinzas no mar. Passados uns dias, ela deu carona a uma amiga, que, ao ver a sacola no banco, diz: "Está chique, hein? Gastando... O que você comprou aí?". Minha amiga respondeu prontamente: "Não comprei nada, não. É o papai..."

Gente, situações inusitadas acontecem o tempo todo, em todo lugar. É melhor assim do que frases feitas: "Agora descansou, está num lugar melhor..." Essas frases só irritam e não consolam ninguém. Acredite.

Lúcia, 52 anos, câncer de ovário com metástase

Lúcia se internava toda semana para morrer, e tinha alta toda semana.

Por mais precária que a saúde esteja, o paciente sempre pode ser surpreendido, e para melhor. Foram meses assim com ela: sendo internada e tendo alta.

Uma vez, o médico estava falando com os familiares, em tom bem grave, pois achava que realmente Lúcia não passaria daquele dia, quando a escutam gritando de dentro do quarto: "Paulo (marido), me traz água!". A família toda riu da situação.

E chega uma hora em que se recomenda muita medicação para dor. Sei que há preconceito em relação à morfina, como se fosse dada para quem está morrendo. Mas nem sempre é assim.

No Brasil morre-se mal, com dor, com sofrimento absolutamente desnecessário. Claro que não estou generalizando, até porque cada vez mais a medicina especializada em cuidados paliativos tem merecido atenção. E o médico sabe calcular o custo-benefício de tudo que irá receitar para o paciente.

Nesse ponto, muitas vezes a família é que parece impor um sofrimento desnecessário. Quando Lúcia estava com muita dor, os médicos decidiram sedá-la, o que é uma bênção para quem está com dor. Acontece que a família queria que ela continuasse fazendo diálise, porque ela era uma paciente renal crônica. Agora, imagine a situação: a sedação entra por um lado e a diálise tira do outro.

Em uma ocasião, depois da diálise, Lúcia acordou – e seria cômico se não fosse trágico – gritando, pedindo para chamar a polícia, dizendo que era Jesus Cristo, que estava com o braço quebrado... Enfim, ela não precisava ter passado por nada disso. Muitas vezes, querendo ajudar, a família atrapalha. Nós, que somos leigos, não sabemos o que é melhor para o paciente naquele momento. Devemos confiar nos médicos.

Até o momento, Lúcia está viva e passa bem. Em casa.

Cuidados paliativos e a dor oncológica

No Brasil, ainda engatinhamos na questão dos *cuidados paliativos*. Muitos familiares confundem cuidados paliativos com aceleração da morte e se sentem culpados ou inseguros em autorizar sua aplicação.

É importante que fique claro que cuidados paliativos não são apenas para pessoas que estão morrendo. Em várias situações, eles são recomendados visando ao conforto respiratório e ao alívio da dor.

Em nosso país, usamos muito menos morfina do que nos Estados Unidos e na Europa. O mundo está vivendo uma epidemia de dor. A cada ano, cerca de 60 milhões de pessoas sentem uma dor lancinante, mas que poderia ser evitada com

o uso de medicamentos corretos, especialmente opioides, como a morfina.
Segundo matéria publicada no site da Sociedade Brasileira de Neurocirurgia[6],

> a raiz desse problema é simples. Opioides, os analgésicos mais baratos e mais eficientes conhecidos (ainda que perigosamente viciantes), são muito difíceis de obter em países em desenvolvimento. No Brasil, cerca de 3 de cada 10 brasileiros que vivenciam dores insuportáveis não têm acesso aos medicamentos adequados para aplacá-las.
> Por outro lado, os opiáceos também produzem uma sensação de euforia e são altamente viciantes – a ponto de causarem uma epidemia hoje considerada crise de saúde pública nos EUA. Por isso, há o perigo de que sejam usados de forma irregular.
> Em todo o mundo, a guerra às drogas tem buscado restringir o fornecimento dessas substâncias para combater os casos de abuso e vício. O problema, segundo os médicos, é que essas restrições foram muito longe em diversos países e estão prejudicando o acesso a opioides para o alívio da dor, algo lícito e necessário.

Temos que mudar nossa visão em relação aos cuidados paliativos e encará-los como uma forma humana de aliviar o sofrimento, e não de acelerar a morte.

Joana, 65 anos, câncer de mama e depressão

Quando digo que o câncer perde feio de uma depressão, é porque perde mesmo! Depressão derruba muito mais que câncer.

A Joana já estava em remissão do câncer de mama. Não estava internada por causa do câncer. Estava internada por causa da depressão.

Quarto escuro, não queria comer, não queria ver a família, não queria conversar com ninguém. Para tentar ajudar de alguma forma,

---

6 Por que países criaram restrições a medicamentos que melhoram dores terríveis? Disponível em: <https://portalsbn.org/portal/por-que-paises-criaram-restricoes-a-medicamentos-que-melhoram-dores-terriveis/>. Acesso em: 18 de jan. de 2020.

achei melhor, nesse caso, conversar com o marido. A depressão é difícil – demora até acertar a medicação, até começar a fazer efeito, até a pessoa ter um mínimo de equilíbrio. E, em casa, Joana corria risco de morrer. Não por ter tido câncer, mas por causa do mal que poderia causar a si mesma.

A depressão é mais assustadora do que o câncer, porque não se sabe quais remédios vão fazer efeito nem quando farão, qual será o próximo passo. As feições da pessoa mudam completamente, e não existe garantia de cura. A grande maioria vai ter que se tratar para sempre. A família, no começo, fica mais perto, tem pena. Com o tempo, porém, todos vão se cansando e acabam se afastando.

E sempre vai haver aquela criatura que, num impulso mesmo, sem a menor paciência para aquela situação, vai chegar e falar: "Tanta gente doente de verdade e você aí se fazendo de vítima. Sua vida é ótima, tem tudo o que quer; é até pecado você estar deprimida assim".

Muitas vezes, as pessoas falam grosseiramente porque não entendem a gravidade da depressão. Imagine quão triste é a pessoa achar que a vida não vale a pena e manter-se respirando apenas porque os outros a querem viva. E era essa a situação de Joana.

Na ocasião em que conheci Joana, também fui chamada para atender Tônia. Esta, ao contrário dos demais pacientes, nunca teve câncer, mas estava internada em estado muito grave por falta de vitalidade. Aliás, falta de tudo. Só muita paciência e cuidados psiquiátricos e da família para tentar minimizar o peso de uma depressão.

Suicídio

> É normal surgirem episódios depressivos com pensamentos suicidas em pacientes com doenças crônicas. Uma única vez, uma paciente comentou comigo que pensava sobre esse assunto. Falei que o hospital tinha profissionais para ajudá-la a superar essa fase.

Dias depois dessa conversa, fiquei feliz ao encontrá-la no posto de enfermagem solicitando uma consulta com o psiquiatra.
A pessoa que tenta se matar acha que vai tranquilamente para o céu, tocando harpa. Não acredito que seja assim, não. Nesses anos todos trabalhando em hospitais, pude conhecer os métodos mais comuns para cometer suicídio:

- Veneno – a pessoa toma o veneno escondido, sozinha, mas basta começar a fazer efeito para ver o que é passar mal, muito mal, e aí ela geralmente chega desesperada ao pronto-socorro e já dá o relatório: "Tentei me matar; engoli tal coisa. Socorro!". Mico total.
- Tiro – todo mundo tem uma arma à disposição? Bem, eu não tenho. O que inviabiliza esse método. E, mesmo que tenha, se a pessoa atirar sem mirar em órgãos vitais, corre o risco de não morrer.
- Pular de algum lugar bem alto – esse é um método tão idiota que só serve para passar vergonha mesmo. Faz uma sujeira desgraçada, o sujeito corre o risco de cair em cima de alguém, cometendo suicídio e homicídio, o que fica mais feio ainda. E, claro, corre o risco de não morrer, apenas se machucar.
- Overdose de remédio – esse é bacana. Tem farta literatura. Mas passa muito mal também, como no envenenamento. Se é para passar mal, espere a morte natural chegar, que pode ser mais tranquila.

Você quer algo insípido, inodoro, indolor, incolor, tipo "Ai... morri"? Não tem.

Sei que chega uma hora em que a pessoa se cansa de estar doente. Fica cansada de estar cansada. Mas ainda acho que é melhor estar cansada num mundo conhecido do que precipitar a partida para um mundo desconhecido.

Vida após o câncer

Sim, existe vida depois do câncer! E geralmente a pessoa faz uma faxina geral em tudo.

As prioridades são revistas, o paciente (ex-paciente) aprende a se colocar em primeiro lugar, muitos casamentos que eram mantidos por pura preguiça de mudar vão para o brejo – muita gente que tinha medo de enfrentar uma separação pensa: "Se eu enfrentei um câncer, separação é fichinha perto disso". E dá uma sacudida na vida: troca de marido, troca de mulher, troca de emprego, troca de carro, troca de amigos. Pega o dinheiro da poupança e vai viajar. Começa a eliminar os outros cânceres da própria vida. Não se obriga a aceitar nada que lhe faça mal só por educação. Às favas com a educação! O bem-estar vira prioridade.

Alguns até mudam o figurino do dia a dia. Sabe aquela roupa caríssima que está no armário esperando uma data megaespecial para ser usada? Vai ser usada em plena segunda-feira, sem qualquer cerimônia. Todos os dias passam a ser especiais.

O corte de cabelo muda, a cor do cabelo muda – afinal, cabelo cresce.

Aquela pessoa que aceitava tudo agora roda a baiana!

Ouvi de uma paciente (ex-paciente) que, depois que o marido a viu de camisola de hospital, sem cabelo, passando mal, todo o restante virou detalhe, as inibições dela quanto ao corpo sumiram. E que o sexo estava muito melhor!

A mudança de atitude em relação à vida é o prêmio, é a liberação pós-câncer.

E a vida parece de fato desabrochar. O mais provável é que a pessoa nunca mais seja a mesma. Ninguém passa por uma experiência dessas sem grandes mudanças internas. Já ouvi muita gente dizer que se tornou melhor depois do câncer. Realmente acredito nisso.

Mas, aqui, gostaria de chamar a atenção para os cuidados médicos após a alta.

A pessoa quer tanto se livrar do câncer que, quando se livra, não quer mais saber de hospital, médico, exames... O pânico dos exames de acompanhamento surge, e eles começam a ser adiados. A pessoa tem certeza de que vai aparecer alguma coisa no exame e evita fazer, vai adiando o retorno ao médico – o medo da recidiva é terrível.

Isso é um grande erro. Claro que você vai ter medo de fazer os exames. Mas a cada exame que fizer e constatar que está tudo bem, sua confiança vai aumentando. E os anos vão passando, os exames vão ficando cada vez mais espaçados, e esse medo da volta do câncer acaba por sumir.

É importante que você saiba que esse medo, no início, é normal. Esconder-se, porém, embaixo da cama no dia do exame não vai ajudar. E a sensação de receber um exame mostrando que o câncer não voltou, que está tudo bem, é gratificante.

Se você foi forte para vencer a batalha, não se acovarde diante dos exames de acompanhamento. Comemore cada um deles!

O oncologista é um médico especial. Ele já passou por tanta coisa, já viu tanta coisa, que não é um médico apavorado, inseguro, indeciso. Os pacientes comentam que os médicos explicam detalhadamente cada exame, cada procedimento, cada medicação.

Tive uma paciente que chamava seu médico de "arcanjo". Ela falava: "é o meu arcanjo que chegou".

Como os tratamentos são mais demorados, a relação médico-paciente-família fica mais próxima.

Todos os oncologistas que conheço são médicos incríveis. Se você der o azar de estar em um hospital em que o seu médico seja distante, de poucas palavras, deixando-o inseguro e cheio de perguntas não respondidas, não vá procurar respostas no Google. Troque de médico.

O paciente e o médico vão formar uma parceria. Se você se sentir sozinho nessa parceria, arrume outro parceiro.

Frases para ler e reler

Em alguns momentos de reflexão, acho que vale muito a pena ler algo que nos dê ânimo. A seguir, separei algumas frases e textos[7] para que você possa se deixar levar. Espero que goste.

- A vida não é justa, mas ainda é boa.
- Você não tem que ganhar todas as vezes.
- Concorde em discordar.
- Chore com alguém. Cura melhor do que chorar sozinho.
- É bom ficar bravo com Deus. Ele pode suportar isso.
- Faça as pazes com seu passado; assim, ele não atrapalha o presente.
- Não compare sua vida com a dos outros. Você não tem ideia do que é a jornada deles.
- Respire fundo. Isso acalma a mente.
- Livre-se de qualquer coisa que não seja útil, bonita ou alegre.
- Qualquer coisa que não o matar o tornará mais forte.
- Use os lençóis bonitos, use roupa chique. Não guarde para uma ocasião especial. *Hoje* é especial.
- Ninguém mais é responsável pela sua felicidade além de você mesmo.

---

[7] Frases e textos retirados da internet (Google.com) em pesquisa livre em vários sites. A maioria não faz referência ao autor. Pesquisa feita em 18 de janeiro de 2020.

- Sempre escolha a vida.
- O que as outras pessoas pensam de você não é da sua conta.
- O tempo cura quase tudo. Dê tempo ao tempo.
- Não importa quão boa ou ruim é uma situação. Ela mudará.
- Não se leve muito a sério.
- Acredite em milagres.
- Não faça auditoria na vida.
- A ciência moderna ainda não produziu um medicamento tranquilizador tão eficaz quanto umas poucas boas palavras. (Sigmund Freud)
- Falar é uma necessidade. Escutar é uma arte. (Johann W. Goethe)
- A vida não está embrulhada com um laço, mas ainda é um presente.
- A vida acontece num equilíbrio entre a alegria e a dor.
- Tirando minha condição física, financeira e psicológica, nunca estive tão bem.
- Sobra tanta falta.
- Cuidado com o estresse; mais vale chegar atrasado neste mundo do que adiantado no outro...
- Estou num estado profundo de não sei.
- A vida não é colorida. É *colorível*!
- Existem duas formas para viver a vida: uma é acreditar que não existem milagres; a outra é acreditar que todas as coisas são um milagre. (Albert Einstein)
- Os casais bonitos são aqueles que, além de namorados, são amigos. Brincam, brigam, tiram sarro um do outro, se mordem, se beliscam, mas se amam de um jeito que nenhuma pessoa do mundo consegue duvidar. Amor não são só beijos e amassos. Amor é cuidado, amor é carinho, amor é amizade.
- Quando tudo nos parece dar errado, acontecem coisas boas que não teriam acontecido se tudo tivesse dado certo. (Renato Russo)

- Minha nova filosofia de vida é ser igual a chuveiro velho: não ligo, e, quando ligo, nem esquento.
- Quem não luta ao seu lado durante a batalha não merece estar ao seu lado após a vitória.
- A vida é um momento, um sopro. E a gente só leva daqui o amor que deu e recebeu, a alegria, o carinho e mais nada.
- Estou tão ansiosa que, para ser considerada ansiosa, ainda tenho que me acalmar.
- Se não mudar o que faço hoje, todos os amanhãs serão iguais a ontem. (Millôr Fernandes)
- Seja realista. Acredite em milagres. (Guimarães Rosa)
- Melhor resposta para algo que você não sabe o que responder: *Eita*!
- Milho de pipoca que não passa pelo fogo continua a ser milho de pipoca para sempre. Assim acontece conosco. As grandes transformações acontecem quando passamos pelo fogo. Quem não passa pelo fogo fica do mesmo jeito, a vida inteira. (Rubem Alves)
- Há uma força motriz mais poderosa que o vapor, a eletricidade e a energia atômica: a vontade. (Albert Einstein)
- Somos donos de nossos atos, mas não donos de nossos sentimentos; somos culpados pelo que fazemos, mas não pelo que sentimos. Podemos prometer atos, mas não podemos prometer sentimentos. Atos são pássaros engaiolados. Sentimentos são pássaros em voo. (Rubem Alves)
- Perguntaram ao Dalai Lama: "O que o surpreende na humanidade?". Ele respondeu: "Os homens... porque perdem a saúde para juntar dinheiro, depois perdem dinheiro para recuperar a saúde. E por pensarem ansiosamente no futuro, esquecem do presente, de forma que acabam por não viver nem o presente nem o futuro. E vivem como se nunca fossem morrer... e morrem como se nunca tivessem vivido".
- O importante não é a magnitude de nossas ações, mas, sim, a quantidade de amor que é colocado nelas.

- Perigoso é viver infeliz.
- Quando a vida lhe der motivos para desistir, mostre a ela que quem manda nessa *porra* é você.
- Dias ruins também chegam ao fim.

> Não sei se a vida é curta
> ou longa demais para nós
> Mas sei que nada do que vivemos
> tem sentido
> se não tocarmos o coração das pessoas.
> Muitas vezes basta ser
> Colo que acolhe,
> Braço que envolve,
> Palavra que conforta,
> Silêncio que respeita,
> Alegria que contagia,
> Lágrima que corre,
> Olhar que acaricia,
> Desejo que sacia,
> Amor que promove.
> E isso não é coisa de outro mundo,
> É o que dá sentido à vida.
> É o que faz com que ela
> Não seja nem curta nem longa demais,
> Mas que seja intensa,
> Verdadeira e pura...
> enquanto durar.
> (Cora Coralina)

- Nunca reclame do que você permite.
- Podemos trocar de trabalho, de parceiro ou de religião. Ma até que nos transformemos internamente, atrairemos as mesmas pessoas e circunstâncias. (Yehuda Berg)
- Tenho preguiça de ser sério. (Manoel de Barros)

- Perdoe os outros, não porque eles merecem perdão, mas porque você merece paz.
- Que a minha paciência seja sempre maior que a minha vontade de mandar se lascar!
- Cada palavra tem consequência. Cada silêncio também. (Jean-Paul Sartre)
- Se a gente cresce com os golpes duros da vida, também podemos crescer com os toques suaves na alma. (Cora Coralina)
- Elegância é tratar pessoas fragilizadas com paciência, delicadeza e empatia.
- A maior distância entre duas pessoas é o mal-entendido.
- A mesma água fervente que amolece a batata também torna o ovo duro. Não são as circunstâncias que mudam as pessoas, mas, sim, o que há dentro delas.
- Amanhã tudo pode acontecer. Inclusive nada.
- Um diamante é um pedaço de carvão que se deu bem sob pressão.
- O processo é lento. Mas desistir não acelera.
- Velhos caminhos não abrem novas portas.
- Amizade é quando você não faz questão de você e se empresta pros outros.
- Não prometa nada quando estiver feliz; não responda nada quando estiver irritado; não decida nada quando estiver triste.
- Abraçar é dizer com as mãos o que a boca não consegue, porque nem sempre existe palavra para dizer tudo.
- Jamais despreze uma pessoa deprimida. A depressão é o último estágio da dor humana. É a fase exata onde a alma dói de verdade.
- Tem gente que te abraça com palavras.
- Todas as grandes mudanças são precedidas pelo caos. (Deepak Chopra)
- A vida é feita de poucas certezas e muitos dar-se um jeito. (Guimarães Rosa)

> A morte não é nada. Eu somente passei para o outro lado do caminho.
> Eu sou eu, vocês são vocês.
> O que eu era para vocês
> Eu continuarei sendo.
> Me deem o nome que vocês sempre me deram,
> Falem comigo como vocês sempre fizeram.
> Vocês continuam vivendo no mundo das criaturas,
> Eu estou vivendo no mundo do criador.
> (Santo Agostinho)

- Palavras até me conquistam temporariamente, mas atitudes me ganham ou me perdem para sempre... (Clarice Lispector)
- Eu amo as pessoas que me fazem rir. Sinceramente, acho que é a coisa que eu mais gosto: rir. Cura uma infinidade de males. É provavelmente a coisa mais importante em uma pessoa. (Audrey Hepburn)
- As melhores coisas da vida não são coisas.
- Se eu pudesse, eu pegava a dor, colocava dentro de um envelope e devolvia ao remetente. (Mario Quintana)
- Comece fazendo o que é necessário, depois o que é possível, em breve estará fazendo o impossível. (São Francisco de Assis)
- Coração não é gaveta. Engole o choro. Engole sapo. Cala a boca. Cala o peito. Mas o corpo fala, e como fala. Fala a ponta dos dedos batendo na mesa. Falam os pés inquietos na cama. Fala a dor de cabeça. Fala a gastrite, o refluxo, a ansiedade. Fala o nó na garganta atravessado. Fala a angústia, fala a ruga na testa. Fala a insônia, o sono demasiado. Você se cala, mas o falatório interno começa. As pessoas adoecem porque cultivam e guardam as coisas não digeridas dentro de seus corações... O normal do ser humano seria a comunicação e conseguir dizer o que está sentindo. Mas nem todos se habilitam para esse difícil exercício... Nem sempre digerimos bem aquelas pequenas coisas, como mensagens mal respondidas, as palavras que machucam... Você finge que não ouviu, engole e tudo isso vai se acumulando, até que um dia enche. Esses pequenos fatos indigestos percorrem a garganta,

entram no estômago, invadem o peito e, se deixarmos, calará nossa boca e nossa paz... O importante é não deixar acumular ou achar que simplesmente vai aliviar com o passar dos dias. O tempo até tem um papel importante, mas não resolve tudo. Tentar mostrar que tudo sempre está bem requer muita energia, o desgaste emocional é grande... Coração não é gaveta. Não dá para engolir tudo e dizer amém! Eu sei. Também não dá para sair por aí vomitando as coisas entaladas na sua garganta. Mas dá para se expressar. Tem hora que o sentimento pede para ser dito, entendido, descodificado, traduzido. Tudo que ele quer é ser exorcizado pela palavra ou pela via que lhe cabe melhor. Expressar tranquiliza a dor. Dor não é para sentir para sempre. Dor é vírgula. Então faz uma carta, um poema, um livro. Canta uma música. Pega as sapatilhas, sapateia. Faz uma aquarela. Faz uma vida. Faz piada, faz texto, faz quadro, faz encontro com amigos. Faz corrida no parque. Fala para o seu analista, fala para Deus, para o Universo... Se pinta de artista. Conversa sozinho, papeia com seu cachorro, solta um grito para o céu, mas não se cale. Pois "se você engolir tudo que sente, no final você se afoga".

> A vida é uns deveres que nós trouxemos para fazer em casa.
> Quando se vê, já são 6 horas: há tempo...
> Quando se vê, já é 6ª-feira...
> Quando se vê, passaram 60 anos!
> Agora, é tarde demais para ser reprovado...
> E se me dessem – um dia – uma outra oportunidade,
> eu nem olhava o relógio
> seguia sempre, sempre em frente...
> E iria jogando pelo caminho a casca dourada e inútil das horas.
> (Mario Quintana)

Transformação

O antes...

Ao longo de quinze anos trabalhando com pacientes com câncer, aprendi muitas coisas. A principal delas, porém, é a relação de troca intensa, profunda. Tanto que fica difícil mensurar quem ajudou mais quem, porque, com toda a certeza, tive um crescimento pessoal que nenhum outro trabalho me daria.

Inúmeras vezes, saí do quarto de um hospital ou de uma sessão no consultório com o paciente me agradecendo. E, por dentro, eu é que agradecia.

Tornei-me um ser humano melhor com os ensinamentos que tive. A dor ensina.

Aprendi que, quando uma pessoa recebe um diagnóstico de câncer, ela fica meio fora do ar por alguns dias. Não é uma notícia que se assimila rapidamente. Ter um psicólogo por perto nessa hora faz toda a diferença. Principalmente se for alguém que tenha experiência em trabalhar com pacientes com câncer. Depois dessa fase em que fica "fora do ar", os sentimentos vêm em enxurrada: medo, pânico, arrependimento (deveria ter se cuidado mais), vontade de não se tratar mesmo e deixar a doença seguir seu curso, vontade imensa de enfrentar a doença e vencer, preocupação com a família, o trabalho, dinheiro etc.

E vem tudo ao mesmo tempo!

Aprendi que é fundamental consultar um dentista e cuidar muito bem da boca e dos dentes antes de começar a quimioterapia, uma vez que o tratamento pode afetar a mucosa da boca, formando feridas muito dolorosas.

Veja se você está com as vacinas em dia, e, caso não esteja, converse com seu médico para saber se pode tomar as que faltam. O sistema imunológico fica frágil, e é bom falar sobre isso antes de começar o tratamento.

Aprendi que o medo da morte faz com que aflore a necessidade de organizar a vida: documentos, dinheiro, trabalho, filhos, faculdade, casamento... E que essa organização traz um pouco de tranquilidade, o que é fundamental nesse momento.

... E o depois do câncer

Tive centenas de pacientes. E todos, sem exceção, querem passar a seguinte mensagem para os seus amigos, companheiros e familiares:

Não espere ter uma doença grave para só depois pensar em ser feliz! Aproveite cada dia da sua vida. Viva com prazer; não aguarde para desfrutar a vida no futuro.
Não espere para ser feliz quando tiver dinheiro, quando for magra(o), quando for viajar, quando encontrar um grande amor, quando se formar, quando terminar a tese, quando casar, quando tiver filhos, quando...

Para quem tem uma doença grave só importa o hoje. Mas a pessoa gravemente doente quer ensinar *você* a aproveitar o HOJE quando ainda está saudável! Porque uma pessoa saudável pode comer bem, viajar, fazer compras, fazer sexo. Uma pessoa com doença grave não pode ou não tem a menor disposição para nada disso.

Lembre-se sempre: *você* em primeiro lugar!

Só alguém que se cuida, que se ama, tem condições para cuidar de alguém e... amar.

Visite nosso site e conheça estes e outros lançamentos: www.matrixeditora.com.br

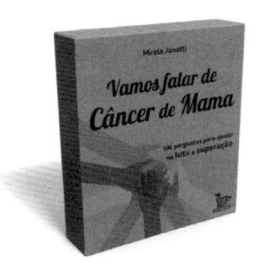

VAMOS FALAR DE CÂNCER DE MAMA | MIRELA JANOTTI

Toda hora é hora de receber ajuda ou ter empatia com uma amiga, com a mãe, uma irmã, uma prima. Ajudar é estar presente, falar a respeito, trocar ideias, saber se colocar no lugar do outro. Este livro-caixinha surgiu exatamente para isso: transformar um assunto difícil em uma leve e até divertida brincadeira. Basta pegar uma pergunta para começar a conversa. Em cada resposta pode vir a descoberta de que o mundo do câncer de mama não precisa ser – e nem é – o fim do mundo.

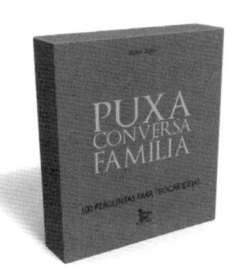

PUXA CONVERSA FAMÍLIA | PAULO TADEU

Conversar é um jeito gostoso de unir ainda mais a família. Para ajudar, aqui está este livro em forma de caixinha. São 100 cartas. Em cada carta, uma pergunta. Basta puxar uma e começar a bater papo. Os temas são divertidos, reveladores e sentimentais. E a conversa vai longe.

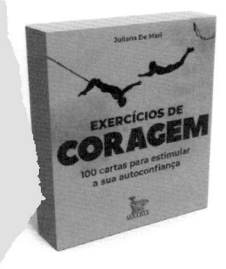

EXERCÍCIOS DE CORAGEM | JULIANA DE MARI

Uma pessoa corajosa é aquela que toma atitudes coerentes em relação ao que deseja ou precisa fazer, apesar do medo de que possa dar errado. Este livro-caixinha traz 100 perguntas para auxiliar na reflexão sobre como agir de acordo com suas necessidades e vontades.

MATRIX